《伤寒法眼》全本校注与研究

[清] 麦乃求 著

狄碧云 校注

岭南珍本古医籍校注与研究丛书 第二辑 主编 郑洪

广东科技出版社
全国优秀出版社

图书在版编目（CIP）数据

《伤寒法眼》全本校注与研究 /（清）麦乃求著；狄碧云校注．—广州：广东科技出版社，2023.12

（岭南珍本古医籍校注与研究丛书·第二辑）

ISBN 978-7-5359-8174-5

Ⅰ.①伤… Ⅱ.①麦… ②狄… Ⅲ.①《伤寒论》—注释 ②《伤寒论》—研究 Ⅳ.① R222.2

中国国家版本馆 CIP 数据核字（2023）第 193297 号

《伤寒法眼》全本校注与研究

《Shanghan Fayan》Quanben Jiaozhu yu Yanjiu

出版人：严奉强
策　　划：曾永琳　邹　荣
责任编辑：郭芷莹
封面设计：彭　力
装帧设计：友间文化
责任校对：李云柯　邵凌霞
责任印制：彭海波
出版发行：广东科技出版社
　　　　　（广州市环市东路水荫路 11 号　邮政编码：510075）
销售热线：020-37607413
　　　　　https://www.gdstp.com.cn
　　　　　E-mail：gdkjbw@nfcb.com.cn
经　　销：广东新华发行集团股份有限公司
印　　刷：广州一龙印刷有限公司
　　　　　（广州市增城区荔新九路 43 号）
规　　格：889 mm×1 194 mm　1/32　印张 6.375　字数 160 千
版　　次：2023 年 12 月第 1 版
　　　　　2023 年 12 月第 1 次印刷
定　　价：38.00 元

如发现因印装质量问题影响阅读，请与广东科技出版社印制室联系调换（电话：020-37607272）。

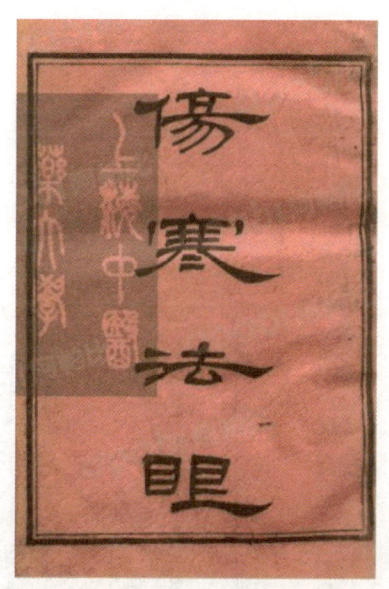

初印本（上海中医药大学图书馆藏）内封

初印本卷一卷端　　　　　　初印本陶序

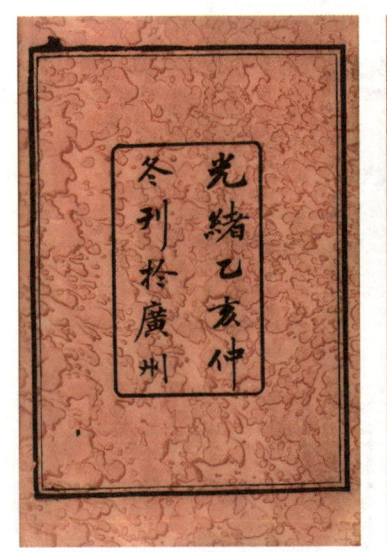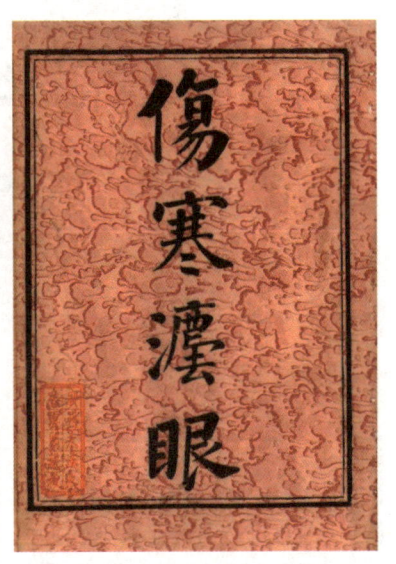

后印本（广州中医药大学图书馆藏）内封及牌记

后印本冯序

醫之為道也其義精其理微著者必先讀經書而後博覽前人醫書融會而貫通之然後出而應世驗其脈必辨其證確有定見斯以藥除病非以藥試病也麥君穆耘香山諸生也博學能文而專精於醫余初守羊城卽耳其名後以疾延診遂親炙焉其論證審而確其立方也簡而當深得靈素之理仲景之法治病無不奏效余益佩服之夫真醫但有功於當世耳麥君著傷寒法眼一卷闡古人之蘊奧而加以考訂精詣苦心於此可見今還歸道山願為當世失一真醫恨然有是書傳世後之覽者如獲指南是其有功於後世也淺鮮則雖歿猶不歿也爰序數言於簡端以識欽佩之意云

傷寒法眼【序】

光緒二年歲在丙子二月廣州府知府大梁馮端本序

后印本陶序

天下之技進乎道而超乎百工眾藝之上者其惟良醫乎夫醫之理精微浩淼蓋非有得於天有成於學而專心志以求之則不能窺先哲之藩籬而況周其堂奧哉故夫飲上池水之人恒千百歲始得一人焉甚矣其難也且為良醫難而著書傳世則尤難古之人有神乎其術而不敢輕立文字留於後世者良以也漢張仲景著傷寒論源出內經固千古之正宗也自宋以後遠代湮失真傳學者讀其文而不能通其旨於是諸大家著書以輔翼之其發明六淫之分治而火熱專主寒涼自劉河間始也其以補陰為宗而治虛勞之先建其功自李東垣始也其以補脾胃為本而救

傷寒法眼序

后印本卷一卷端

傷寒法眼卷之一

香山麥乃求著
會稽陶廣榮校刊

名醫粹語

華陀曰傷寒始得一日在皮當膏摩火灸卽愈若不愈者至二日在肌可法針服解肌散發汗汗出卽愈不解者至三日在肌復發汗則愈若不解者勿復發汗也至四日在胸宜服藜蘆丸微吐則愈若病困藜蘆丸不能吐也更飲小豆瓜蒂散吐之則愈視病尚醒醒復一法針之五日入腹六日入胃入

傷寒法眼卷上

前清香山秀才務耘麥乃求咸同光緒間越之時醫也著傷寒法眼二卷經廣府馮端本京卿陳蘭甫二公序餘賓鑒富室無聞言陶勾讀詳斷與無託會稽陶廣榮精校刊陶勿君醫貫通心書行世尋佶於某書坊民國後坊歇業存書無幾購是書無從問津曩年余

偕拙數四丙子春陽崗日適過老婦人將書板片佶就價收之檢查完美先印書百本顧諸君醫術欲精研究者以睹快焉是幸

丙子冬土月廣州市永漢北路

登雲閣書肆披露 [印]

后印本駱浩泉題跋（難經經室藏，程鋼先生供圖）

前言

中医药发源于远古，经历代发展而趋于大成。古籍文献是中医药知识的重要载体。据2007年12月出版的《中国中医古籍总目》所载，我国150家图书馆（博物馆）收藏的1949年以前版印的中医药图书即达13 455种，此外尚有大量亡佚的著作。

历史上，我国不同地区中医药发展的情况并不平衡。秦汉时期，我国的文化中心在黄河流域，中医药的四大经典《黄帝内经》《难经》《神农本草经》《伤寒杂病论》虽然也提到了南方的医药知识，但主要在北方结集成书。汉代仅有杨孚《异物志》等偶涉药物知识的岭南著作。晋代，岭南开始较为系统地接受中原地区的中医药知识，葛洪南来，其《肘后救卒方》（后人增补为《肘后备急方》）对岭南医药有重要影响。晋唐时期，还有不少南来的士人或医家编集了多种方药著作，南宋郑樵《通志》曾将它们归类为"岭南方"，但大多已佚失。到宋代，在岭南成长的医学家陈昭遇参编医学巨著《太平圣惠方》，潮州刘昉编著《幼幼新书》，始在中医文献史上占有一席之地。元代释继洪的《岭南卫生方》则是现存最早以"岭南"命名的医著。

医随地运。随着明、清、民国时期岭南地区经济文化不断发展，岭南医籍著作开始增多，种类不断丰富，水平也较以前提高。郭霭春氏《中国分省医籍考》辑得广东医籍约200种，近年高日阳、刘小斌编《岭南医籍考》辑出1949年以前的岭南中医古籍文献577种，其中现存284种，亡佚或未见282种，存疑11种。现存古籍中，有不少大家之著，如明代丘濬的《群书钞方》、盛端明的《程斋医抄撮要》，清代何梦瑶的《医碥》、何克谏的《生草药性备要》、潘名熊的《评琴书屋医略》和《叶案括要》、朱沛文的《华洋脏象约纂》、程康圃的《儿科秘要》、罗汝兰的《鼠疫汇编》、邱熺的《引痘略》、梁玉瑜的《舌鉴辨正》，民国陈伯坛的《读过伤寒论》、黎天佑的《伤寒论崇正编》、杨鹤龄的《儿科经验述要》、陈任枚及刘赤选的《温病学讲义》、管季耀的《伤科学讲义》、梁翰芬的《诊断学讲义》等，反映了岭南医学各个专科的重要成就，很有研究和参考价值。

在文献利用方面，过去亦有部分岭南古医籍已有影印或点校本面世，但相当零散。近年"岭南中医药文库"丛书影印了50种岭南医籍，是较系统的一次出版工程，为岭南医学的理论与临床各学科的研究提供了便利。不过，"原汁原味"的影印本有利也有弊，因为古籍可能存在版本异同、刊印错讹等种种情况，会阻碍读者对原书内容的准确理解。这就需要进行认真的文献校注与整理工作。

由于岭南医籍文献众多，而文献整理又是一项严谨细致的工作，难以一蹴而就，因此，我们组织编撰这套"岭南珍本古医籍校注与研究丛书"，精选有较高学术价值，过去未经整理面世，或虽曾出版但当前有新研究进展的古医籍，进行系统的校注与研究，分批出版。在国家出版基金和国家古籍整理出版规划项目支持下，2018年出版了第一辑四种医籍，分别是葛洪的《肘后备急方》、何梦瑶的《医碥》、潘名熊的《叶案括要》（附《评琴书屋医略》）和黎天佑的《伤寒论崇正编》，这些医籍均经过较全面的版本校对和文字校注，简体横排，以便于读者参考使用。

  此次出版的第二辑，以"岭南伤寒"为主题。有关岭南伤寒，陈伯坛的《读过伤寒论》《读过金匮卷十九》和上一辑中黎天佑的《伤寒论崇正编》都是比较知名的著作，并已有校注本行世，故未纳入此辑。此次纳入的6种，都未经整理出版，包括何梦瑶的《伤寒论近言》、郭元峰的《伤寒论》（与《脉如》合集）、麦乃求的《伤寒法眼》、陈焕堂的《仲景归真》和何德藻的《拾慧集》。通过此辑的校注研究与出版，古代岭南伤寒学研究的全貌基本上已被较完整地呈现出来，可供读者在理论和临床上作进一步研究时参考。

2023年8月

《伤寒法眼》简介

《伤寒法眼》为清代岭南著名医家麦乃求所撰。麦乃求（1813—1875），字务耘，号岭南飞驼山人，广东香山县（今中山市）人。麦氏博学能文，少为诸生，不应试。又曾学神仙之术，后专精于医学，好方术，喜读古书，深研《黄帝内经》《伤寒论》理法，亦旁通于各家之论。麦氏临床疗效显著，其"处方辨证，其效如神，有叶天士之遗风"。咸丰、同治年间行医羊城，颇具声名，诸多显达均求医于麦氏。其学术主张融《黄帝内经·素问》《黄帝内经·灵枢》之理与仲景之法于一，体用相资，以得其意。

《伤寒法眼》二卷，清光绪元年仲冬始刊于广州，光绪《广州府志》《清史稿艺文志拾遗》等均有著录。含名医粹语、伤寒总论、六经各篇，以及热厥利证、阳明逆证、诸寒热证等11篇。正文前载陶广荣、陈澧、冯端本等序，以及作者自序。麦氏认为："《素》《灵》为仲景之体，仲景乃《素》《灵》之用。无仲景不能用《素》《灵》，舍《素》《灵》无以通仲景。二者相资，斯为医门正法眼藏。"故名。书中对《伤寒论》原文文法、医理均"逐章逐节注解，明确提纲挈领"，以《黄帝内经》脏腑经络理论阐释《伤寒论》六经证治，以经解论，对伤寒各篇和经方注解，每有独见。该书传承了柯韵伯《伤寒来苏集》的条文体例和学术观点，是清代岭南伤寒辨证论治派的代表著作，对岭南伤寒学的发展起到了承前启后的作用。

《伤寒法眼》校注说明

一、版本考察与选择

（一）版本考察

关于《伤寒法眼》一书的著录，主要见于《广州府志·艺文略·子部》（光绪五年刻本）、《香山县志续编·艺文·子部》（民国九年刻本），以及《中国中医古籍总目》（上海辞书出版社，2007年）、《新编中国中医古籍总目》（中医古籍出版社，2023年）、《难经经室藏书目录》（中医古籍出版社，2023年）等。其中《广州府志》《香山县志续编》仅著录书名和作者信息，后三者均著录版本信息，但彼此稍有出入，现将相关情况予以说明。

《中国中医古籍总目》著录本书版本有三：

（1）清光绪元年乙亥（1875年）广州刻本，现藏上海图书馆和广州中医药大学图书馆。

（2）清光绪二年丙子（1876年）刻本，现藏上海中医药大学图书馆、华中科技大学同济医学院图书馆和湖南中医药大学图书馆。

（3）民国二十五年（1936年）广州登云阁刻本，现藏广东省立中山图书馆、中山大学图书馆和广东省医学学术交流中心

（广东省医学情报研究所）。

《新编中国中医古籍总目》是对《中国中医古籍总目》的修订，其著录范围调整为1911年以前的传统古籍版本，本书著录为：

清光绪元年乙亥（1875年）会稽陶广荣广州刻本，现藏上海图书馆、上海中医药大学图书馆、华中科技大学同济医学院图书馆、湖南中医药大学图书馆、广州中医药大学图书馆。

《难经经室藏书目录》所著录本书版本为：

清光绪元年乙亥（1875年）刻本（为1936年广州登云阁刊本之底本，后有登云阁主人亲笔题写的跋语）。

根据版本实地调研，综合上述著录信息，得出以下结论：该书现存版刻仅一种，即清光绪一至二年（1875—1876）陶广荣广州刻本。在刊刻完成后，共印刷两次，初印于光绪二年（1876年）、后印于民国二十五年（1936年）广州登云阁，流传的两种不同印本现藏于上述图书馆中，不同印次间的内封书名字体、序言次序及卷首署名等后面形成差异。现将有关问题分述如下：

1. 本书刊刻时间

本书版刻每半叶二十三字，小字双行同。单黑鱼尾，上下黑口，左右双边。书名叶刻有牌记"光绪乙亥仲冬刊于广州"。"光绪乙亥"为光绪元年（1875年），"仲冬"一般指农历十一月，著录信息"光绪元年（1875年）"当以此为依据。

除牌记记载刊刻时间以外，书前序言亦载时间，凡四序，分别为：陈澧之序作于光绪元年乙亥十一月（以下简称"陈序"），陶广荣之序作于光绪元年乙亥十二月（以下简称"陶序"），冯端本之序作于光绪二年丙子二月（以下简称"冯

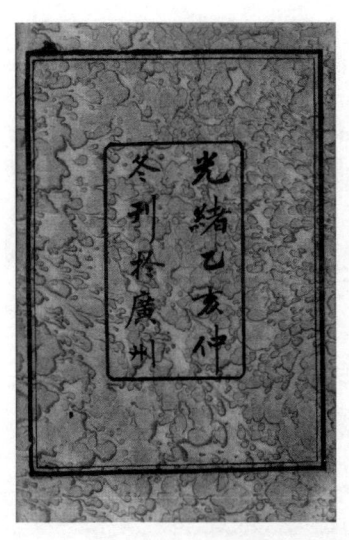

广州中医药大学所藏本书后印本牌记及冯序

序"),以及作者自序作于光绪元年乙亥季春(三月)。由此可见,该书刊刻时间当跨越了光绪元年和光绪二年,且光绪元年十二月,也对应公历1876年。根据版本著录规则,刊刻时间当为"光绪一至二年(1875—1876)"。

2. 初印本、后印本之别

二者差异主要体现如下:

1)书名叶

书名叶,即内封。这是二者最直观的差异,初印本题字为隶书,颇具汉隶《曹全碑》秀丽之风。后印本则为楷书,并钤朱文长方印"广州永汉路/登云阁藏板"。

2)序次

除作者自序外,其他三序的顺序排列有所不同。初印本排列顺序为:首陈序,次冯序,再次陶序。后印本为:首陶序,次陈序,再次冯序。

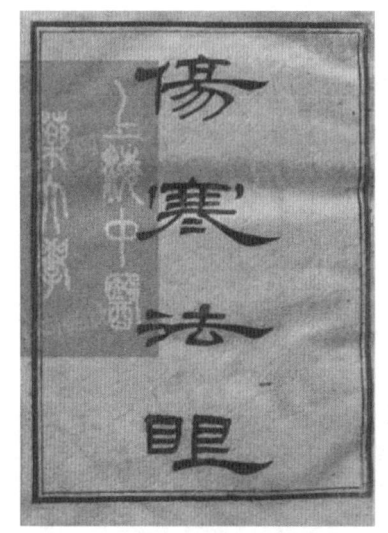 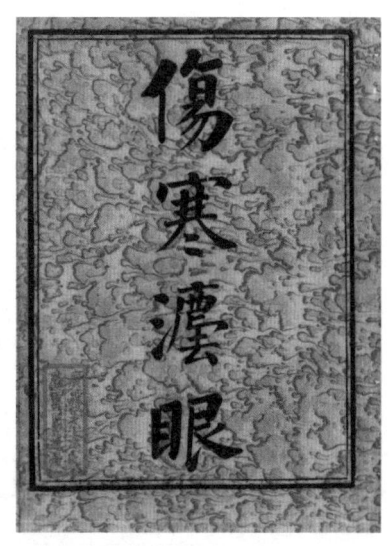

初印本（上海中医药大学图书馆藏）　后印本（广州中医药大学图书馆藏）

3）卷首署名

初印本卷一卷端署"岭南飞驼山人"，此为作者麦氏之号。后印本卷一卷端署"香山麦乃求著/会稽陶广荣校刊"，第三、四行间的栏线存在明显拼接痕迹，此系后期挖改，加上了陶广荣刊刻的信息。

4）版刻裂缝

雕版在刷印过程中，存在一定的损伤，因此初印本、后印本之间的裂缝会存在细微差别，这也是判断版本初印、后印的重要依据。

同一书版的裂缝可进行对比（如图所示）：一为第一行第7字"道"之处，二为第一行第16字"上"与第17字"者"之间。两处痕迹走势相同，可知二本均出于同版，后印本的开裂程度稍甚于初印本。

初印本（上海中医药大学图书馆藏） 后印本（广州中医药大学图书馆藏）

初印本（上海中医药大学图书馆藏） 后印本（广州中医药大学图书馆藏）

5）题跋

难经经室程钢先生所藏本书后印本载有广州书坊登云阁主人骆浩泉的一段题跋，揭示了本书流传的重要线索，非常珍贵。现录骆氏原文如下：

"前清香山秀才务耘麦乃求，咸、同、光绪间越之时医也。著《伤寒法眼》二卷，经广府冯端本、京卿陈兰甫二公序录赏鉴，审定无罔言。会稽陶广荣精校刊，句读详晰，评点无讹，麦、陶两君医贯通也。书行世寄售于某书坊，民国后坊歇业，存书无几，购是书无从问津，曩年①客借抄数回。丙子重阳节日，适遇老妇人将书板片售，就价收之，检查完美，先印书百本，愿诸君医术欲精研究者，以睹快焉。是幸。丙子冬十一月广州市永汉北路登云阁书肆披露。"（钤印：骆浩泉叟）

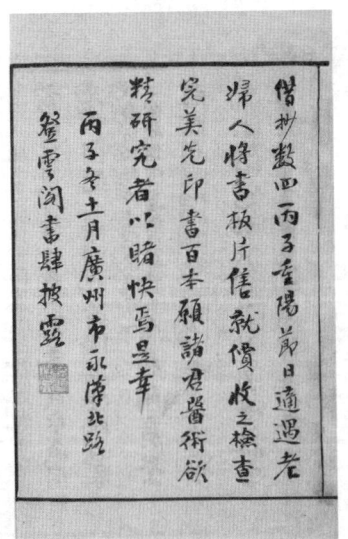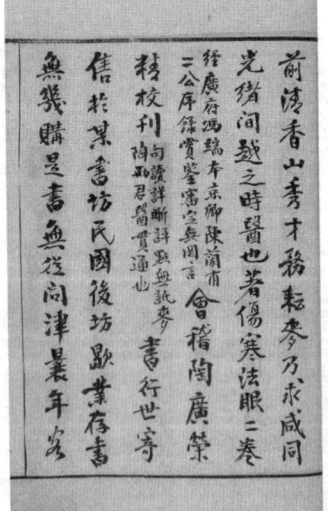

后印本（难经经室藏，程钢先生供图）

---

① 曩年：往年，以前。

由此可知，《伤寒法眼》的完整书板于民国二十五年（丙子，1936年）重阳节收入广州登云阁，后进行了原版重印。或许是因为内封板片有瑕，登云阁在重印时，重刻"伤寒法眼"四字书名和牌记，并用红色虎皮宣刷印，钤盖"广州永汉路/登云阁藏板"长方印。同时修改了原板片卷一卷端的署名，补充了刊刻者信息。在刷印装订时，书前序文顺序也有所变化。

（二）版本选择

本书现存刻本仅一种，后期刷印虽有初印、后印之别，但印本均十分精良。后印本因补充了该书刊刻信息，故本次点校以广州中医药大学图书馆藏清光绪一至二年刻广州登云阁后印本为底本，参校上海中医药大学图书馆藏初印本。同时，对书中所录《伤寒论》原条文进行校勘，主要参校本为《伤寒论》（明赵开美刻本）、《伤寒来苏集》（清乾隆二十年昆山马中骅绥福堂刻本）和《金匮要略》（明赵开美刻本）等。

二、校注说明

在整理过程中，严格按照古籍整理原则进行，具体校注体例如下：

（1）本次点校整理参照中华中医药学会《中医古籍整理规范》（ZYYXH/T362~371—2012）实行。全书统一使用规范字横排，并以现代标点符号对原书进行标点。底本中表示方位的"右"统一改为"上"，不出校记。

（2）校勘采用对校、本校、他校和理校等方法。底本与校本互异，若显系底本有讹、脱、衍、倒者，予以改动，并出校记；底本与校本互异，二者文义均通者，原文不作改动，并出校记；底本与校本虽然一致，但按文义确有讹、脱、衍、倒者，予以改动，并出校记；疑有讹、脱、衍、倒者，原文不作改动，出校存疑。底本与校本虚词互异，如无关宏旨者不改，不出校；如属于底本错讹，且影响文义者，则校改并出校。

（3）底本中的繁体字、古字、异体字、俗写字，统一参照《通用规范汉字表》，以规范简化字律齐，不出校记。如膠与胶、蚘与蛔、煖与暖、劚与斤等，均以后者律之。对于底本中通假字保持原貌，于首见处出注说明。

（4）书中同一字多次校改者，在首见处出校记，余者不出校记。凡底本中字形属一般笔画之误的，径改，不出校记。

（5）底本中小字夹注，现仍以小一号字排版、标点。作者阐释性文字用楷体排版。方药单独成段，中药剂量、炮制等附注以小字置于药名下。

（6）书中药名如为异体字、俗写字则统一改为规范正体；如为异名（非用字原因），则不改，出注。

（7）书中古奥、费解、生僻及某些歧义或异读的字词、方言词，出注说明其义，并作注音，注音采用汉语拼音加汉字直音形式。

（8）原书目录简略，不便阅读，现根据正文内容重新排列。

第一部分 《伤寒法眼》正文校注 /001

陶序 /002

陈序 /005

冯序 /006

例言 十三则 /007

《伤寒法眼》自序 /009

伤寒法眼卷之一 /012

名医粹语 /012

伤寒总论 /014

 伤寒总论总注 /018

太阳篇 附痉湿暑证 /020

 太阳脉证 /020

 桂枝汤证上 /023

 桂枝汤证下 /029

 麻黄汤证上 /036

 麻黄汤证下 /040

 葛根汤证 /042

 大青龙汤证 /044

 五苓散证 /047

十枣汤证 / 049

陷胸汤证 / 050

小陷胸证 / 052

泻心汤证 / 054

抵当汤证 / 059

火逆诸证 / 061

痉湿暑证 / 064

太阳篇总注 / 069

伤寒法眼卷之二 / 071

阳明篇 / 071

阳明脉证上 / 071

阳明脉证下 / 079

栀子豉汤证 / 082

瓜蒂散证 / 086

白虎汤证 / 088

茵陈汤证 / 090

承气汤证 / 091

阳明篇总注 / 100

少阳篇 / 102

少阳脉证 / 102

柴胡汤证 / 103

建中汤证 / 110

黄连汤证 / 111

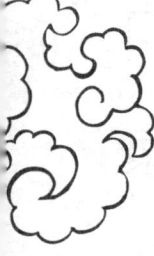

黄芩汤证　/ 112

　　少阳篇总注　/ 112

太阴篇　/114

　　太阴脉证　/ 114

　　三白散证　/ 116

　　太阴篇总注　/ 117

少阴篇　/118

　　少阴脉证　/ 118

　　麻黄附子证　/ 122

　　附子汤证　/ 124

　　桃花汤证　/ 126

　　四逆汤证上　/ 126

　　吴茱萸汤证　/ 131

　　白通汤证　/ 132

　　黄连阿胶汤证　/ 134

　　猪苓汤证　/ 134

　　猪肤汤证　/ 135

　　少阴篇总注　/ 137

厥阴篇　/139

　　厥阴脉证　/ 139

　　四逆汤证下　/ 140

　　乌梅丸证　/ 142

　　复脉汤证　/ 143

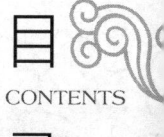

白头翁汤证　/145

厥阴篇总注　/147

热厥利证　/147

阴阳易证　/151

诸寒热证　/151

第二部分　《伤寒法眼》研究　/153

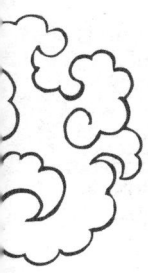

一、继承柯氏伤寒，方证相类　/154

二、注释着眼独特，医理深刻　/155

三、阐发证治异同，剖析微茫　/162

四、立足内经伤寒，经论参证　/166

五、方药阐释独到，特色鲜明　/169

六、旁通于儒释道，以臻至善　/172

七、文法颇具特色，妙语连出　/175

参考文献　/177

第一部分 《伤寒法眼》正文校注

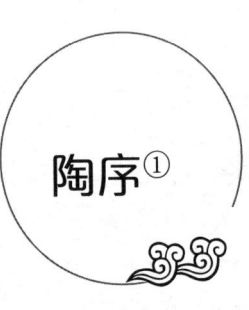

陶序①

天下之技进乎道而超乎百工众艺之上者，其惟良医乎！夫医之理，精微浩渺，盖非有得于天，有成于学，而专心志以求之，则不能窥先哲之藩篱，而况周其堂奥哉！故夫饮上池水而洞垣一方者②，恒千百岁始得一人焉。甚矣其难也！且为良医难，而著书传世则尤难。古之人有神乎其术而不敢轻立文字留于后世者，良有以也。汉张仲景著《伤寒论》，源出《内经》，固千古之正宗也。自宋以后，年远代湮，渐失真传，学者读其文而不能通其旨，于是诸大家著书以辅翼之：其发明六淫之分治，而火热专主寒凉，自刘河间③始也；其以培脾胃为本，而治虚劳之先建其中，自李东垣④始也；其以补阴为宗，而

---

① 序名为校注者加。
② 饮上池水而洞垣一方者：指扁鹊，事见《史记·扁鹊仓公列传》。
③ 刘河间：即刘完素（约1120—1200），字守真，号河间居士、通玄处士、宗真子，金代河间（今河北河间）人，金元四大家之一。倡火热论，后世有称其"寒凉派"者。著有《素问玄机原病式》《黄帝素问宣明论方》《素问病机气宜保命集》等。
④ 李东垣：即李杲（1180—1251），字明之，晚号东垣老人，金代真定（汉东垣县，今河北正定）人，金元四大家之一。倡"内伤脾胃，百病由生"之说，后世有称其"补土派"者。著有《脾胃论》《内外伤辨惑论》《医学发明》等。

救内因之必散其郁,自朱丹溪①始也。之数公者,皆力矫时弊,以底②于平,可谓善师仲景而不拘其迹者欤!

吾友麦君务耘,志士也。喜读古书,邃于医术而尤沉潜于《内经》、仲景之文,于各家之异同,无不畅通厥旨。处方辨证,其效如神,有叶天士③之遗风。尝谓医理莫精于仲景,医法莫细于《伤寒》。遂索隐钩玄,参考折衷,撰成《伤寒法眼》二卷,释长沙之微意,补前人之未言,凡五易稿而成,慎其事也!盖毕生之精力萃④于是矣。

今年秋,君将易箦⑤,余往视之。握手以是书为托,谓他作未及成,独有此编耳。余甚悲之,嗟夫!今之医书不贵自作新言而贵神明古法,果能深通古人之精义而慎用之,则于阴阳五行之变化,南朔⑥刚柔之异宜,靡不洞若观火。庶乎其有合矣!仲景之书善治伤寒而不独治伤寒也,麦君非精熟《内经》,亦乌能为此注哉!若夫贯通之难不可胶柱而鼓瑟,君已自言之矣。余悲君之苦心绝学殚精有年,仅成此卷,然后之览者即此

---

① 朱丹溪:即朱震亨(1281—1358),字彦修,号丹溪,元代义乌(今浙江义乌)赤岸镇丹溪人,金元四大家之一。倡"滋阴降火"之说,后世有称其"滋阴派"者。著有《格致余论》《局方发挥》《本草衍义补遗》等。

② 底:通"抵",到达。

③ 叶天士:即叶桂(1666—1745),字天士,号香岩,晚号上津老人。清代名医,江苏吴县(今苏州)人。

④ 萃:汇聚。

⑤ 易箦:语出《礼记·檀弓上》"曾参易箦"。箦,华美的竹席。按古时礼制,箦只用于大夫,曾子不当用,所以临终时要更换。后因以称人病危之际。

⑥ 南朔:南北。

卷而详观之，则知君之三折其肱①而所以自立于其中者，为不卑也。余故代付手民②以传之，而复为序以彰之。

光绪乙亥③十二月，会稽④陶广荣序。

---

① 三折其肱：语出《左传·定公十三年》"三折肱，知为良医"。肱，胳臂。谓遭受多种挫折而成良医。
② 手民：指雕版刻字工人。
③ 光绪乙亥：公元1875年。
④ 会稽：今浙江绍兴。

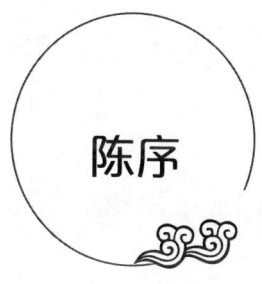

陈序

同治辛未之春,余大病几殆。麦君务耘治之而瘳①,遂定交焉。君少为诸生②,能文,后习医,不应试。又尝学神仙术,颇有所得,亦弃去,而专精于医。每至余家治病,处方毕则极论医学,又纵谈文章及时事之敝,感慨勃发。自言著一医书,俟③成时属④余序之。

近者君有疾,余往问之。君言著书恒至深夜,精思博考,心力耗尽。盖为养生之术,不如著书以活人。其书以《素问》《灵枢》之理,明仲景之法,今已缮写,将刻于板。因论生死之道,超然无所系恋,有书传世足矣,促余为之序。余退而书此以复于君。然君今年六十二,与余大病之年同,望君如余复瘳而相与纵谈也。

光绪元年⑤岁在乙亥十一月,陈澧⑥序。

---

① 瘳(chōu,音抽):病愈。
② 诸生:明清时期考取秀才入学的生员。
③ 俟:等待。
④ 属:通"嘱",嘱咐。
⑤ 光绪元年:公元1875年。
⑥ 陈澧:字兰甫、兰浦(1810—1882),号东塾,广东番禺人,祖籍浙江绍兴,世称东塾先生。清代著名经学大师、教育家、思想家,为清代广东九老之一。

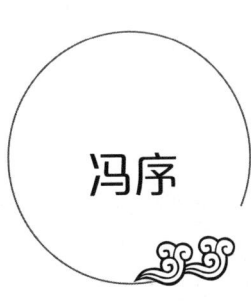

冯序

医之为道也，其义精，其理微。业是者必先读经书而后博览前人医书，融会而贯通之。然后出而应世，验其脉必辨其证，确有定见，斯以药除病，非以药试病也。麦君务耘，香山诸生也，博学能文而专精于医。余初守羊城即耳其名，后以疾延诊，遂亲炙①焉。其论证也审而确，其立方也简而当，深得《灵》《素》之理、仲景之法，治病无不奏效，余益佩服之。夫良医但有功于当世耳！麦君著《伤寒法眼》二卷，阐古人之蕴奥，而加以考订，精诣苦心，于此可见。今闻遽归道山，颇为当世失一良医恨。然有是书传世，后之览者如获指南，是其有功于后世，尤非浅鲜，则虽殁犹不殁也！爰序数言于简端，以识钦佩之意云。

光绪二年②岁在丙子二月，广州府知府大梁③冯端本④序。

---

① 亲炙：语出《论衡·知实》"非圣而若是乎？而况亲炙之乎？"指亲身受到教益和熏陶。
② 光绪二年：公元1876年。
③ 大梁：今河南开封。
④ 冯端本：字子立（1829—1894），开封祥符人，祖籍安徽绩溪。道光二十九年（1849）中举，咸丰六年（1856）考中二甲进士。曾任广州知府。

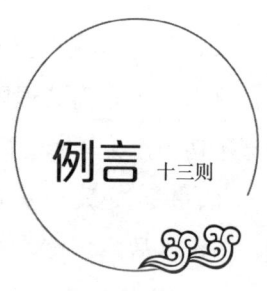

例言 十三则

一、仲景《伤寒论》，诚万世医门之矩矱①，自来注者虽多，明确者少，惟先生此注，了如指掌，洵②千古暗室一镫③。

二④、仲景《伤寒论》原本条分缕析，秩然有章。自注家任意割截，几失庐山真面，惟柯韵伯⑤《来苏集》悉依原文，先生兹集从之，庶不失真。

三、《伤寒总论》人多忽略，不知总冒全书最为握要。先生为之逐章逐节注解，明确提纲挈领，先已探骊得珠。

四、论中一字一句，必求其所以然而注明之，绝不躲闪。

五、原文有实义隐含处，转折未玲珑处，针对未明白处，文法参差错落处，悉于小注发明，使人一目了然。

六、每证条下，注家皆随文敷衍，语多游移。惟先生是注，悉按脏腑经络一一还他，实着益人智慧不少。

七、《论》内方法多相类而实不同者，一经先生阐发，剖析微茫，使人确有规矩可守。

---

① 矩矱（yuē，音约）：法度。
② 洵：的确。
③ 镫：同"灯"。
④ 以下序号"二"至"十三"，校注者改，原均作"一"。
⑤ 柯韵伯：即柯琴（1662—1735），字韵伯，号似峰。清代伤寒学家，浙江慈溪人。

八、每方之义，旧解陈陈相因，义蕴久晦。一经先生注明，耳目一新，而其理则上窥河洛，旁参诸子，且于脏腑之会通无不切当，又非徒逞新奇空谈元渺①者比。

九、每证之疑似安危，先生一一指出，每下一二断语如铁案，不可移易。

十、原文六经分论，内有《热厥利证》列入《厥阴篇》末。先生以论中诸症，仲景皆以方名症，惟此与"阴阳易"等症不然，故编于《厥阴篇》外，庶得以类相从，变而不变也。

十一、仲景之书，本发挥《素》《灵》之蕴奥。而先生注仲景，即本《素》《灵》之理以发明之。以经注经，真颠扑不破者也。

十二、各篇分解处则千变万化，各具实义，而于篇内总注，味之却义归一贯。至总注之义，即自序中数语又可蔽之。所谓散之则弥六合，卷之则退藏于密。

十三、仲景之方，世不善用，多不见效，而仲景之书几可废矣。惟先生殚数十年精力以成此注，依法用方，投无不效。是得此注而仲景之神妙乃见，洵仲景功臣也。读是注者，潜心详味，当不以愚为阿其所好。

门人吴湛群清池氏谨识

---

① 元渺：即"玄渺"。"元"为"玄"之避讳字，下同。

《伤寒法眼》自序

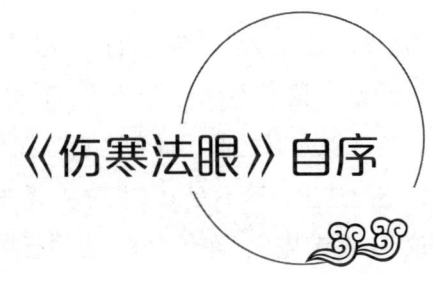

医学之陵夷①久矣。《素》《灵》二书虽存人间，而人鲜能读，越人②、长桑君③、元里公乘阳庆④、仓公⑤辈，仅存乎子长⑥记载耳！其书不传，传亦恐非真也。后汉建安间仲景氏出，著《伤寒杂病论》，按经辨证，按证立法，尽六经之变化，穷百病之源流，先圣遗法盖在是矣。但其义深，其词奥，加以历年久远、鲁鱼亥豕⑦、断简残篇，文义颇难悉解。王叔和⑧诠

---

① 陵夷：渐趋于衰微。《汉书》卷一〇《武帝纪》："帝王之道，日以陵夷。"
② 越人：即秦越人，战国时期著名医学家，世称扁鹊。
③ 长桑君：战国时神医，曾以禁方传扁鹊。
④ 公乘阳庆：西汉医学家，淳于意之师。
⑤ 仓公：即淳于意，汉初医家，初齐临淄（今山东临淄）人。曾任太仓长，故称仓公。
⑥ 子长：司马迁字。
⑦ 鲁鱼亥豕：语出《吕氏春秋》。把"鲁"字错写成"鱼"，把"亥"字错写成"豕"，由于字体形近而讹，指书籍内容在传抄、刻印等流传过程中形成的文字讹误。
⑧ 王叔和：名熙（210—280），以字行。魏晋医学家，高平（今山东微山）人。

次①而展发之，毅然以斯道自任，志可谓大。独惜其章次颠倒、头绪纷纭，读者不能寻其微旨，徒令绿字奇文，竟成千秋疑义，功之魁亦罪之首。贤者之责备叔和，实不能辞也！嗣是以后，继起迭出，莫不专为《伤寒》著书。最属②人耳目者，如朱奉议③、陶节庵④、许叔微⑤、方中行⑥、喻嘉言⑦诸家，非不各有发明，然未于全书始终辨晰，前后合参，但随文敷衍，其深奥之处，仍令人信疑莫决。近世注家蜂起类多，掠影摽光，非依样葫芦则另生枝叶。故言愈多而旨愈晦，使后之学者茫茫然如处五里之雾，欲一观日月之明而不得也。吁可叹哉！

夫《伤寒》一书，世之业医者莫不以为入门之始，顾门已不得入，而欲升堂入室也，能耶，否耶？然而岂真无道之由哉，人自不思耳。曷不还而叩之仲景乎！尝读其原书自序曰："感往昔之沦丧，伤横夭之莫救，乃勤求古训，博采众方，撰用《素问》《九卷》《八十一难》《阴阳大论》《胎胪药录》，并平脉辨证，为《伤寒杂病论》十六卷。"又曰："天布五行，以运万类，人禀五常，以有五脏。经络府俞，阴阳

---

① 诠次：编次，排列。
② 属：聚合。
③ 朱奉议：即朱肱（1050—1125），字翼中，号无求子，晚号大隐翁。北宋医家，吴兴（今浙江湖州）人。因曾官奉议郎，故人称朱奉议。
④ 陶节庵：即陶华（1369—1463），字尚文，号节庵、节庵道人。明代医家，余杭（今属浙江）人。
⑤ 许叔微：字知可（1079—1154），南宋医学家，真州（今江苏仪征）人。
⑥ 方中行：即方有执（1523—？），字中行，号九山山人。明代著名伤寒学家，安徽歙县人。
⑦ 喻嘉言：即喻昌（1585—1664），字嘉言，号西昌老人。明末清初著名医家，江西新建（今江西南昌）人。

会通，元冥幽微，变化无极，自非才高识妙，岂能探其理致哉？"此则以作为述，仲景已自言其理之所本，人亦于此索解焉可矣。然则纷纷注《伤寒论》者，徒多事已。

虽然有不可不注者，盖其行文参差错落，与近世作者不同。序断处或明或暗，呼应处或远或近，转折处不假虚字，夹缝处多藏实义。意理曲而字句简，手眼多而针线微。若不一一伸明其筋节，挑醒其眉目，将观其文正如听石头大。师说机用①，欲大众之不坐睡也，得乎注疏之不容已者，求其意之能达焉耳。若夫深造于道，则务于阴阳五行之变化，经络脏腑之会通，讲求而熟悉焉。更须其人才识高妙，诚如仲景自序语中云云，岂可专恃乎一注之力哉！

盖《素》《灵》为仲景之体，仲景乃《素》《灵》之用。无仲景不能用《素》《灵》，舍《素》《灵》无以通仲景。二者相资，斯为医门"正法眼藏"。离体求用，下手奚从？余宿好方术，于《素》《灵》、仲景书究心有年，既竭吾才，集成一帙，名曰《伤寒法眼》。不揣浅陋，敢就正高明，未知于仲景先师心法果有契合焉否耳？

岭南麦乃求务耘氏自序，时光绪乙亥季春月也。

---

① 机用：佛教禅林用语，玄机妙用之意。大彻大悟之禅林师家，以拄杖、手势，或棒喝等超越言诠之方法教化学人进入深禅境地，故称。

伤寒法眼卷之一

香山麦乃求著①

会稽陶广荣校刊②

名医粹语

华佗曰：伤寒始得一日，在皮。当膏摩，火灸即愈。若不解者，至二日，在肤。可法《针服》，解肌散发汗，汗出即愈。不解者，至三日，在肌，复发汗则愈。若不解者，勿复发汗也。至四日，在胸。宜服藜芦丸，微吐则愈。若更困，藜芦丸不能吐也。服小豆瓜蒂散，吐之则愈。视病尚醒，醒复一法针之。五日入腹，六日入胃，入胃则可下也。若热毒在胃外而先下之者，其热乘虚入胃，则烂胃。然热入胃须复下去之，不得留于胃中也。胃若热实至此，三死一生。胃虚热入，胃烂也。其热微者赤斑出，剧者黑斑出。赤斑者，五死一生；黑斑者，十死一生。但论人有强弱，病有难易，功效相倍耳。病者过日不以时下，热不得泄，亦胃烂斑③出也。

---

① 香山麦乃求著：初印本作"岭南飞驼山人"。
② 会稽陶广荣校刊：初印本无。
③ 斑：原作"班"，形音相近而误，据文意改。

病有虚烦热者，与伤寒相似，然不恶寒，身不疼痛，故知非伤寒也，不可发汗。头不痛，脉不紧数，故非里实也，不可下。如此内外皆不可强攻，攻之必损竭，多死矣。但当行竹叶汤。若吐者，与橘皮汤。一剂不愈者，可重与也。伤寒后虚烦，亦当用此汤。

《千金》论曰：伤寒病者，起自风寒，入于腠理，与精气分争，或营或卫，否隔周行不通。病一日二日，气在孔窍皮肤之间，故头痛恶寒，腰背强重。此邪气在表，发汗则愈。三日以上，人气浮在上部，填塞心胸，故头痛，胸中满，吐之则愈。五日以上，气沉结在里，故腹胀身重，骨节烦痛，下之则愈。

黄帝曰：伤寒病，死候有九。一、汗不出，大灌发者，死；二、泄而腹满甚者，死；三、目不明，热不已者，死；四、老人婴儿热病腹满者，死；五、汗不出，呕下血者，死；六、舌本烂，热不已者，死；七、咳而衄，汗不出，出不至足者，死；八、髓热者，死；九、热而痉者，死。腰反折瘛疭，齿噤龄也。热病已得汗，脉尚躁盛，此阴脉极也，死。脉静者，生。热病不得汗，脉当躁盛，此阳脉极也，死。得汗者，生。

伤寒总论

病有发热恶寒者，发于太阳也；无热恶寒者，发于少阴也。①

六气先天，止②有水火，一阴一阳而已。阴阳旋转，运行而已，而其运行之间有次第，而三阴三阳分焉。三阳统领于太阳，三阴统领于少阴。《热论》曰："伤寒一日，巨阳受之。"言太阳感邪也。曰"两感于寒"者，兼言少阴感邪也。惟此两经言感病，其余四经止言传病。所以发于阳便是太阳，邪从元府③入者也；发于阴便是少阴，邪从溺窍入者也。"太阳发热，少阴不发热"者。人身表里分为六部，三阳在膜外，三阴在膜内，以脉络相贯通。其充满流行于其中者，营卫二气。营行脉中，卫行脉外。邪之所在，主客交争，否隔不通。邪气为寒，正气为热。太阳在表，故身发热；少阴在里，故身不发热。有寒恶寒，表里皆同也。

发于太阳者，七日愈；发于少阴者，六日愈。以太阳之传数有七、少阴之传数有六，故也。④

六经阴阳各三部，太阳为三阳主气，少阴为三阴主气。而太阳为一阳，位居三阳之首；少阴为二阴，位居三阴之中。太阳受邪，从阳之首位起，顺传入阴。一日太阳，二日阳明，三

---

① 《伤寒论》第7条节录。
② 止：通"只"，仅。
③ 元府：即"玄府"，指毛孔。
④ 《伤寒论》第7条节录。

日少阳，四日太阴，五日少阴，六日厥阴，七日阴尽阳复，巨阳病衰。少阴受邪，从阴之中位起，逆传出阳。一日少阴，二日太阴，三日少阳，四日阳明，五日太阳，六日阳尽阴复，少阴病衰。受病者气不通，愈病者气复通也。愈是始病之经愈，非六经全愈。若论全愈，则太阳十二日，少阴十一日，每日进一经，次第而愈也。

问曰：欲知①前七日、六日病何时得，后七日、六日何时愈？答曰：假令前七日、六日夜半得病，后七日、六日明日日中愈；前七日、六日日中得病，后七日、六日夜半愈。何以言之？日中得病，夜半愈者，以阳时病，得阴时则解；夜半得病，明日日中愈者，以阴时病，得阳时则解也。②

此承上文七日、六日而核其时也。盖日有十二时，上言日已，未言其时，故有此问。夜半、日中，即子、午。亦非限定子午，六时相对也，举子午为例耳。阳得阴，阴得阳。阴阳字以时言，日六时为阳，夜六时为阴。前七日、六日病在子时，后七日、六日解在午时。病在午时，解在子时。实第七日、六日之半日也。不然前既云阳七日、阴六日，是阳得阳愈，阴得阴愈，此云阳得阴解，阴得阳解，岂不自相矛盾耶。

脉有阴阳何谓也③？答曰：凡脉浮而或大④、或动、或滑、或数，此名太阳也；沉而或细、或弦、或涩、或迟⑤，此名少阴也。⑥

---

① 欲知：此上《伤寒论》有"凡病"。
② 见《伤寒论》辨脉法第一。
③ 脉有阴阳何谓也：此上《伤寒论》有"问曰"。
④ 浮大：《伤寒论》作"大浮"。
⑤ 沉细弦涩迟：《伤寒论》作"沉涩弱弦微"。
⑥ 见《伤寒论》辨脉法第一。

上辨太阳少阴证，此辨太阳少阴脉，统经络脏腑而言，下又于太阳少阴中，分别经络脏腑也。

寸口脉浮为在太阳之经表，沉为在少阴之经里，数为在太阳之腑膀胱，迟为在少阴之脏肾。①

寸口，兼两手六部言，对颈旁人迎说。上言浮、大、滑、动、数，沉、细、弦、涩、迟，此但言浮、沉、迟、数者，盖阴阳脏腑之分，在浮、沉、迟、数。而大、滑、动兼见于浮、数中，细、弦、涩兼见于沉、迟中者也。

凡太阳病见少阴脉者死，少阴病见太阳脉者生。②

阳病阴脉，正不胜邪，阳必入阴；阴病阳脉，邪不胜正，阴必出阳。阳病阴脉，必是两感。阴病阳脉，必是少阴脉外卫气病。

寸口脉③下不至关为阳绝，尺脉上不至关为阴绝，此皆不治，决死也。若计余命生死之期，期以月节克之也。④

阴阳二气，常相交者也。不绝必交，不交必绝。寸脉，阳气所在；尺脉，阴气所在；关脉，阴阳交会所在。寸不至关，阳不交阴；尺不至关，阴不交阳。是偏绝也。月节为阴阳交代之候，人气应天，天气交代，人气亦交代，偏绝者不能交代，故为死期。不值月结而未死者，或在上，或在下，余气未尽耳。

---

① 见《伤寒论》辨脉法第一。
② 《伤寒论》此二句互乙，见《伤寒论》辨脉法第一。
③ 寸口脉：《伤寒论》作"师曰：寸脉"。
④ 见《伤寒论》平脉法第二。

问曰：欲知①病愈未愈者，何以别之？曰：寸口、关上、尺中三处脉②，大小、浮沉、迟数同等，虽有寒热不解者，此脉阴阳和平，虽剧当愈。③

病之愈不愈，以邪正之胜负验之。和平者，正气脉也。脉见正气，不见邪气，正胜邪负矣。

伤寒一日，太阳受之。脉若静，为不传。颇欲吐，若烦躁，脉数急者，为传也。④

邪正相搏，其气必动。气动脉必动，脉静气不动也，故知不传。欲吐烦躁，是气动于胸中。脉数急，是气动于经络。脉症俱动，邪正搏矣，故知为传。

伤寒二三日，阳明、少阳症不见者，为不传也。⑤

伤寒由皮毛传，则先入肌肉，见阳明症。自胸中传，则先及膈膜，见少阳症。二三日无两经症，是两经不受邪，故知不传。

伤寒三日，三阳为尽，三阴当受邪。其人反能食不呕，此为三阴不受邪也。⑥

三阴以太阴为门户，太阴之脉布胃中，脾病必见于胃，能食不呕，胃不病也。胃不病，是脾不受邪。脾不受邪，肝肾无论矣。

---

① 欲知：此上《伤寒论》有"脉病"。
② 脉：《伤寒论》无。
③ 见《伤寒论》辨脉法第一。
④ 《伤寒论》第4条。
⑤ 《伤寒论》第5条。
⑥ 《伤寒论》第270条。

伤寒六七日，身无大热，其人烦躁①者，此为阳入阴②也。③

阳气争于表为身热，争于里为烦躁。身热减，烦躁见，阳病入阴之验。

太阳病，头痛至七日以上自愈者，行其经尽故也。若欲再作④经者，针阳明经⑤，使⑥不传则愈。⑦

七日以上，阳已来复，虽有余邪，皆归阳明，针而泄之，邪自去矣。

风家，解表⑧而不了了者，十二日愈⑨。上六日愈，七日愈，是一经始愈。此十二日愈，是六经全愈。

人始受邪，邪未传经，解表则愈。若已传经，虽表解而不了了，必次第而传者六日，次第而解者六日，合十二日乃愈。

◎伤寒总论总注⑩

按《热论》，人之伤于寒也，则为热病，无风寒之分。是伤寒之名，以伤于寒风言也。其下两段分疏，一言经尽而死，一言经尽而愈。细认其语意：死者是营气受邪，由脉内传经；

---

① 烦躁：《伤寒论》作"躁烦"。
② 阳入阴：《伤寒论》作"阳去入阴故"。
③ 《伤寒论》第269条。
④ 再作：《伤寒论》作"作再"。
⑤ 阳阴经：《伤寒论》作"足阳明"。
⑥ 使：此下《伤寒论》有"经"。
⑦ 《伤寒论》第8条。
⑧ 解表：《伤寒论》作"表解"。
⑨ 《伤寒论》第10条。
⑩ 标题为校注者加，按前《例言》之"篇内总注"意，下同。

愈者是卫气受邪，由脉外传经。大意以卫行脉外不连脏，营行脉中连脏，故也。仲景以有犯卫、犯营之别，而求其故。以为寒在风中，而人之营气有强弱。营气弱者，邪能入营；营气强者，邪但在卫。伤卫者，其风之力；伤营者，其寒之力。故于伤寒一语中，分出风家名目，以属卫病营不病者言之，不是谓风家非伤寒也。"十二日愈"，即《热论》"大气皆去，病日已矣"之谓。上"发于阳者六日愈，发于阴者七日愈"，即《热论》"巨阳病衰"之谓。

太阳篇 附痉湿暑证①

◎ 太阳脉证

太阳之为病，脉浮，头痛②，项强痛，上焦阳气不得通也，而恶寒，有客寒也。③

太阳病，阳气浮于外而发热，营气不摄卫气而汗出，恶风，脉浮④缓者，卫气受邪也，名曰⑤中风。⑥非谓风者非寒，谓脉外虽受风伤，脉中未受寒伤也。

太阳病，或气争已发热，或气未争而未发热，脉中受寒必恶寒，寒犯脉，脉不通，体必痛，寒犯胸中必呕逆，脉尺阴寸阳俱紧者，营气受邪也，名曰⑦伤寒。⑧非谓寒者非风，谓脉中已受寒伤，不止脉外仅受风伤也。盖寒因风以侵人，人沾其风而脉中能敌其寒者，名中风；不能敌其寒者，名伤寒也。

太阳⑨发热而渴，阳气盛内外皆热也，不恶寒者，元府未受邪也，为温病。⑩时热从口鼻入，非伤寒也。

---

① 太阳篇附痉湿暑证：原文无，据原书目录补。
② 痛：《伤寒论》无。
③ 《伤寒论》第1条。
④ 浮：《伤寒论》无。
⑤ 曰：《伤寒论》作"为"。
⑥ 《伤寒论》第2条。
⑦ 曰：《伤寒论》作"为"。
⑧ 《伤寒论》第3条。
⑨ 太阳：此下《伤寒论》有"病"。
⑩ 《伤寒论》第6条节录。

发汗已，身灼热者，名曰①风温。②六气皆因风侵人，惟寒风名伤寒。此乃热风，更有湿风、燥风，皆非伤寒法。

太阳病，关节疼痛而烦，脉沉而细③者，湿流关节，关节不通，故痛。湿为阴邪，阴盛阳郁，故烦。阳不得伸，故脉沉细，此名湿痹④。⑤非伤寒也。寒伤营气体痛，痛在脉；湿阻关节，痛在关节。

此上温病、风温、湿痹三法，太阳病证，类伤寒而非伤寒，辨在发热不恶寒，疼痛在关节而非全体。仲景恐人混同伤寒，特借宾以定主也。

太阳病欲解时，从巳至未⑥上。⑦

欲自解，必当先阳气内动而烦，乃有汗，气通而解，何以知之？脉浮，故知气达于表，汗出而解也。⑧此阴阳俱足之人，病解之常态也。

太阳病虽未解，而脉尺阴寸阳俱停⑨不动，必阴津先自内发，振慄⑩，而后阳气外通，汗出而解。若但寸阳脉微，尺阴不微者，其人阴足，不振慄作汗，但得阳通，先汗而解。若但尺阴脉微⑪，而寸阳不微，是气多液

---

① 曰：《伤寒论》无。
② 《伤寒论》第6条节录。
③ 细：此下《伤寒论》有小字"一作缓"。
④ 痹：此下《伤寒论》有小字"一云中湿"。
⑤ 见《伤寒论》辨痓湿暍脉证第四。
⑥ 从巳至未：原作"从未至巳"，据《伤寒论》改。
⑦ 《伤寒论》第9条。
⑧ 《伤寒论》第116条节录。
⑨ 停：此下《伤寒论》有小字"一作微"。
⑩ 慄（piào，音票）：急。
⑪ 微：此下《伤寒论》有小字"一作尺脉实"。

少，无阴，阳不化，必须以和法。下之，泻阳配阴，乃能通脉而解。下之①，宜调胃承气汤②。③

此承上条言阴阳不足者，病解有三种。其一阴阳两虚之人，气液皆少，上焦不能自通，必待下焦气发以助之。下焦阳气从阴出，挟阴液而上，上必振慄也。其一阴盛阳虚，不患无汗，但患气郁，汗出则气通矣。其一阳盛阴虚，阳无阴不能化气，必下其阳以亲于阴，而后阳化气流，气流经通也。

太阳病，下之④，表仍不通，而不愈，因复发汗以求通。此表则因汗，里则因下，俱津液不足虚，其人因致经欲通不得通，阳气怫郁于上而冒，冒家得其汗出，则阳气通自愈。所以然者，汗出表和故也。表和，里亦可解。若阳气尚实，仍得里未和之证⑤，然后复下之。⑥

此条承上第三段，以下法求通而仍不通，不得已复用汗法。然汗下展转，表里津液皆虚，汗不易得，必一番怫郁而后得。但果得汗，愈亦可必。然阳盛阴虚，难必表通而里不实。若果见里实证，则虽既下于未解表之前，仍可复下于已解表之后。但必须有里证，乃可用之，然后复下者，不嫌迟也。

问曰：病有战，即振慄之谓。而汗出，因得解者，何也？答曰：脉浮而紧，邪盛也，按之反芤，此为本虚，本虚即血虚，血虚则液少，即汗难。必须阴中液发，乃能作汗。而阴中液发，其人必战。故当战而汗出

---

① 下之：此上《伤寒论》有"若欲"。
② 调胃承气汤：此下《伤寒论》有"一云用大柴胡汤"。
③ 《伤寒论》第94条。
④ 下之：《伤寒论》作"先下"。
⑤ 得里未和之证："得、之、证"此3字原书作大字，据《伤寒论》及文意，改作小字。
⑥ 《伤寒论》第93条。

也。其人本虚，是以发战，以脉浮，是邪在表，故当汗出而解。若脉浮而数，按之不芤，此人血本不虚，表中之液自能作汗。若欲自解，但汗①耳，不动阴液，不发战也。②

问曰：病有不战、不汗出而解者，何也？答曰：其脉自微，必曾经③发汗。若吐、若下、若亡血，邪已去，正亦虚，以内无津液，所以脉微。然其人虽虚，而营卫自调，此阴阳和④，阴阳即营卫，无邪气与之相搏，故和。必自愈，故不战、不汗出而解也。⑤

问曰：伤寒二⑥三日，脉浮数而微，病人身凉和，何也？答曰：此为欲解也，解以夜半，脉浮而解，卫气旺能胜邪，濈然，微貌。汗出而解⑦也。脉数而解者，营气旺能胜邪，必能食也，营气主消化谷食。脉微而解者，邪气微，不能胜正，必不⑧汗出也。⑨脉浮者，卫气之力；数者，营气之力。皆因搏邪而见浮数，甚者邪甚，微者邪微。

◎桂枝汤证上

太阳病，头痛发热，汗出恶风者，桂枝汤主之。⑩此桂枝汤定证也。

---

① 汗：此下《伤寒论》有"出"。
② 见《伤寒论》辨脉法第一。
③ 经：《伤寒论》无。
④ 和：此上《伤寒论》有"自"。
⑤ 见《伤寒论》辨脉法第一。
⑥ 二：《伤寒论》无。
⑦ 而解：《伤寒论》无。
⑧ 不：《伤寒论》作"大"。
⑨ 见《伤寒论》辨脉法第一。
⑩ 《伤寒论》第13条。

太阳病，外证未解，脉浮弱者，当以汗解，宜桂枝汤。①此桂枝汤定脉也。

太阳中风，卫阳浮，脉外卫气行疾也，而营阴弱，脉中营气行迟也。营未尝行迟，卫行疾而见其迟耳。阳浮者，阳不恋阴，热自发。阴弱者，阴不摄阳，汗自出，啬啬恶风②，淅淅恶寒③，翕翕发热，气争于肺而鼻鸣，气争于胸而干呕者，桂枝汤主之。④

太阳病，初服桂枝汤三之一，反烦不解者，邪气重，药力微，阳气攻邪，欲通未得通，相持于胸中也。先刺风池、风府，两太阳穴引通其外，却与桂枝汤，三之二复逼于内则愈。⑤

太阳病，发热汗出者，此为营弱，不能摄卫，卫强，不肯恋营，故使营卫相失而汗出。而所以营弱卫强之故，则以风邪在表，卫气出而与之争，故其行急于常度也。欲救邪风者，不得抑卫气之太过，当助营气之不及，宜桂枝汤主之⑥。⑦盖卫气退则邪因之而内陷，营气进，则邪因之而外出也。

形恶寒身痛，作伤寒，其脉无邪正向搏象，不弦紧而弱。弱者，阳陷阴中，必渴，亦有被火伤阴者，必阳抗⑧阴燥，谵语。弱者发热，脉浮是风，解之当汗出而愈。⑨两弱者，分顶而弱句。

形作伤寒，脉不弦紧而弱，便是阴虚而非伤寒，更以渴

---

① 《伤寒论》第42条。
② 风：《伤寒论》作"寒"。
③ 寒：《伤寒论》作"风"。
④ 《伤寒论》第12条。
⑤ 《伤寒论》第24条。
⑥ 主之：《伤寒论》无。
⑦ 《伤寒论》第95条。
⑧ 抗：通"亢"，亢甚。
⑨ 《伤寒论》第113条。

验之，则知恶寒者阳在内，体痛者阴在外，与伤寒之感寒、恶寒、束寒、身痛，一外感一内伤，相似而实相反。或则本非阴虚，因以火劫病，火热伤阴亦有之。若欲辨之：阴虚者其势缓，但渴；火劫者其势烈，必谵语。此以上言阴虚似外感证，辨在脉不弦紧，或渴、或谵语数端。此以下言外感异阴虚证，辨在脉浮而不渴。盖外感脉必浮，如果弱中兼浮而形作伤寒，是真外感而非阴虚，解之当汗出而愈矣。此条恐人误认阴虚为外感，反失桂枝汤的①证也。

伤寒，发汗解后②，半日许复烦，脉浮数者，余邪未尽也，邪正搏于胸中为烦，搏于经中为脉数。复见此二端，知邪未尽也。可更发汗，宜桂枝汤。③

病人脏无他病，时发热，自汗出而不愈者，此卫气中有邪客之，气行为邪所阻，或通或闭，乍闭则发热，乍通则汗出，不和也。先其时发汗，散其邪，使无所阻则愈，桂枝汤主之④。⑤

病人⑥常自汗出者，此为营气和，得其常度也。营气和者，外不谐于卫气，以卫气行急不俟营气，不共营气和谐⑦故耳。营行脉中，卫行脉外。复发其营中汗，助其内以随其外，营卫和则愈。宜桂枝汤。⑧上条是卫气乍通乍闭，故曰卫不知。此条是卫强营弱，故曰卫不共营和，而皆因

---

① 的（dí，音敌）：真实。
② 解后：《伤寒论》作"已解"。
③ 《伤寒论》第57条。
④ 桂枝汤主之：《伤寒论》作"宜桂枝汤"。
⑤ 《伤寒论》第54条。
⑥ 人：《伤寒论》无。
⑦ 和谐：《伤寒论》作"谐和"。
⑧ 《伤寒论》第53条。

卫中有邪也。

太阳病，外证未解，即有里证，不可下也，下之为逆。欲解其外①证者，宜桂枝汤。②

太阳病，先发汗不解，欲和阴以取汗而复下之，脉浮者，是邪仍在表，不曾过经，不愈。浮为邪在外③，当须外解④则愈，宜桂枝汤。⑤太阳汗后不解，若已入里，当从下法，而必脉不浮乃可。脉浮者，必不愈，果浮脉尚在，仍须桂枝汤，不得以下后为疑。

太阳病，以有里证，下之⑥，其气上冲者，可与桂枝汤，用⑦前法。上脉浮是皮肤中之邪未解，此气冲，是胸中之邪未解也。不上冲者，不得与之。⑧

伤寒，因有里证，医下之，续得下利清谷不止，胃阳亡矣，身疼痛者，虽有表邪，不暇攻表，急当救里⑨。清便自调，里气已定，身体痛者⑩，表邪尚在，急当救表。救里宜四逆汤，救表宜桂枝汤。⑪

下利腹胀满，有里，身体疼痛，有表，先温其里，乃攻其表。温里宜四逆汤，攻表宜桂枝汤。⑫

---

① 外：原书作小字，据《伤寒论》及文意，改作大字。
② 《伤寒论》第44条。
③ 浮为在外：此下《伤寒论》有"而反下之，故令不愈。脉浮故在外"13字。
④ 外解：《伤寒论》作"解外"。
⑤ 《伤寒论》第45条节录。
⑥ 下之：此下《伤寒论》有"后"。
⑦ 用：此上《伤寒论》有"方"。
⑧ 《伤寒论》第15条。
⑨ 里：此下《伤寒论》有"后身疼痛"。
⑩ 身体痛者：《伤寒论》无。
⑪ 《伤寒论》第91条。
⑫ 《伤寒论》第372条。

吐利止，里气已定，而身痛不休，表邪未解，当消息和解其外，宜桂枝汤①。②

伤寒大下后，津液已去，复发汗，津液又泄，心下痞，热结宗气管而恶寒者，表未解也。不可攻痞，当先解表③，乃可攻痞。解表宜桂枝汤，攻痞宜大黄黄连泻心汤。④

伤寒，不大便六七日，似里实而头痛有身热者，又属在表，然果在里，与承气汤则当下矣，乃与承气汤。其大便圊者⑤，知其不大便非关里实，只因寒邪在上，阳气争于上，不下降故耳。不在里仍在表，须当汗解⑥。若头痛甚⑦者，是上焦阳盛，伤及血络，服发汗药，必衄而解也。宜桂枝汤。⑧此句宜在当须汗解句下，乃补点文法，非衄后宜桂枝汤也。

太阳病，得之八九日，时当解矣。如疟状，发热恶寒，仍未解也。热多寒少，是虽未解，而正气旺，邪气微。不呕⑨，圊便欲自可，里证全无。一日二三度寒热发。正气攻邪甚急。脉微，邪气衰，缓者，正气复，为欲愈也。宜不药以俟矣。况脉微，阴虚，恶寒者，阳虚，此阴阳俱虚，自应不可更汗⑩、更吐、更下⑪以攻之也。面色反有热色

---

① 宜桂枝汤：此下《伤寒论》有"小和之"。
② 《伤寒论》第387条。
③ 解表：此下《伤寒论》有"表解"。
④ 《伤寒论》第164条。
⑤ 其大便圊（qīng，音青）者：《伤寒论》作"其小便清者"，下有小字"一云大便青"。
⑥ 汗解：《伤寒论》作"发汗"。
⑦ 甚：《伤寒论》无。
⑧ 《伤寒论》第56条。
⑨ 不呕：此上《伤寒论》有"其人"。
⑩ 汗：《伤寒论》作"发汗"。
⑪ 更吐、更下：《伤寒论》作"更下、更吐"。

者，是阳气郁于皮毛之间，不得越而面色赤，**未欲解也**，推其未欲解之情则以其皮毛间有小汗，郁其阳气，**不得小汗出**，故见此热色也。果尔**身必痒**，既有此小汗，又须于不可汗中委曲设一汗法以通之，**宜桂枝麻黄各半汤**。①

太阳病，发热恶寒，热多寒少，脉微弱者，此无阳也。不可发汗，宜桂枝二越婢一汤。②

此条既云热多，又云无阳。既云无阳，又用石膏。殊不可解。窃疑无阳，"阳"字是"阴"字之误，姑存之以俟识者。

伤寒六七日，发热微恶寒，肢节烦疼，是太阳欲罢未全罢，微呕，心下支结，是少阳初入全入，外证未去者，柴胡桂枝汤主之。③

桂枝汤

桂枝去粗皮，三两　芍药二两　甘草炙，一两　生姜二两　大枣十二枚

上④以水七升，微火煮取三升，去渣，适寒温，服一升。服已须臾，啜粥一升⑤，以助药力，温覆⑥一时许，遍身漐漐⑦微似有汗者益佳。不可令如水淋⑧漓，病必不除。若服一升⑨汗出病瘥⑩，停后服，不必尽剂。若不汗，更服，依前法。又不汗，后服小促其间，半日许令三服尽。若病重者，一日一夜服，周

---

① 《伤寒论》第23条。
② 《伤寒论》第27条。
③ 《伤寒论》第146条。
④ 上：《伤寒论》作"右五味，㕮咀三味"。其中表药味数之"右某味"原书下文均无，不出校。
⑤ 升：此下《伤寒论》有"余"。
⑥ 覆：此下《伤寒论》有"令"。
⑦ 漐漐（zhí，音执）：汗和缓而出的样子。
⑧ 淋：《伤寒论》作"流"。
⑨ 服一升：《伤寒论》作"一服"。
⑩ 瘥：病愈。

时观之，服一剂尽，病症犹在者，更作服。若汗不出，乃服至二三剂。禁生冷、黏滑、肉面、五辛、酒酪、臭恶等物。①

桂枝汤②，本为解肌设③，若其人脉浮紧，发热、汗不出，不可与也。当须识此，勿令误也。④

酒客病，不可与桂枝汤，得汤⑤则呕，以酒客不喜甘故也。⑥

凡服桂枝汤吐者，其后必吐脓血也。⑦

◎ 桂枝汤证下

太阳病三日，已发汗，若吐、若下、若温针，仍不解者，此为坏病，桂枝_{原方}不中与也。观其脉证，知犯何逆，随证治之。⑧此条无定症，无定方，虚领下文诸坏症。

服桂枝汤，大汗出，桂枝汤取营中微汗为度，卫中大汗出，病必不解。脉反洪大者，是毛孔大开，风邪复入。与桂枝汤，如前法。若形如⑨疟，日再发者，是风邪缠于元府，阳气迫之正急，汗出必解，宜桂枝二

---

① 《伤寒论》第12条节录。
② 汤：《伤寒论》无。
③ 设：《伤寒论》无。
④ 《伤寒论》第16条节录。
⑤ 汤：《伤寒论》作"之"。
⑥ 《伤寒论》第17条。
⑦ 《伤寒论》第19条。
⑧ 《伤寒论》第16条节录。
⑨ 如：《伤寒论》作"似"。

麻黄一汤。①

太阳病，发汗后②，遂③不止，其人恶风，_{太阳之阳虚也，}小便难，_{少阴之阳虚也，}四肢微急，难以屈伸者，_{阴盛阳不舒也，}桂枝加附子汤主之。④

发汗病不解，反恶寒者，_{卫阳虚故也。}芍药甘草附子汤主之。⑤

发汗过多，其人叉⑥手自冒心，心下悸欲得按者，_{汗出于心，汗多心虚，内气不足，借助于外，}桂枝甘草汤主之。⑦_{此上两条，汗后卫阳虚；此与下条，汗后营阴虚。}

发汗后，其人脐下悸，_{心气虚，肾气上凌，}欲作奔豚_{而未作，}茯苓桂枝甘草大枣汤主之。⑧

服桂枝汤，_{汗正欲出，}或下之，_{汗反不出，}仍头项强痛，翕翕发热，无汗，_{汗还为水，聚于心下，}心下满⑨痛，小便不利者，_{水不得行也，}桂枝去桂加茯苓白术汤主之，_{运脾行水。}小便利则愈。⑩_{去桂者，水结中焦可利不可散也。}

太阳病，二三日，不得卧，但欲起，似阳明而所异者，心下必有水结，_{盖有饮亦不得卧，阳明不得卧，脉必躁盛。}今脉微弱者，此本素有饮

---

① 《伤寒论》第25条。
② 后：《伤寒论》无。
③ 遂：此下《伤寒论》有"漏"字。
④ 《伤寒论》第20条。
⑤ 《伤寒论》第68条。
⑥ 叉：原书作"义"，形近而误，据《伤寒论》改。
⑦ 《伤寒论》第64条。
⑧ 《伤寒论》第65条。
⑨ 满：此下《伤寒论》有"微"。
⑩ 《伤寒论》第28条。

邪之寒分也。水气结于心下，阳气不得达于上焦，所以脉见微弱。合参症脉，是上寒下热之象，法当散其饮，以通其阳。庶水结得开，脉微得起。而不得卧但欲起之症，并可迎刃解矣。反误作阳明而下之，水结不散阳气反下，若小利即止，阳不甚陷，与水气交持不散，停于心下，必作结胸。寒水转为热水。若利未止，至第四日复下之，上焦表邪不解，下焦阳气全陷，此作协身热而下利。①上条误下而成水，此条有水而误下。

太阳病，外证未除，而数下之，遂协身热而下利，利下不止，阳气随利，陷于膈下，心下痞硬，身热之表利之里两者俱不解，桂枝人参汤主之。②

太阳病，桂枝证，气争于膈上，医反下之，胃气下陷，利遂不止，利多，脉当沉弱，今反脉促者，表未解也。喘而汗出，此胃气随利下趋，膈气拒邪上迫。下趋者不能升，上迫者不能平也，葛根黄芩黄连汤主之。③葛根升胃气之陷，以止利解肌；黄芩黄连解膈气之热，以定喘退促。

太阳病，下之后，脉促表未解，气争于上也，胸满者，中焦脾阳伤于下也，桂枝芍药汤④主之。若微恶寒者，阳伤阴凝，去芍药，方中加附子汤主之⑤。⑥上条胃寒膈热，此条内外皆寒。

太阳病，下之微喘者，表未解，膈上气争故也，桂枝加厚朴杏仁汤主之。喘家，作桂枝汤，加厚朴杏仁⑦佳。⑧

---

① 《伤寒论》第139条。
② 《伤寒论》第163条。
③ 《伤寒论》第34条。
④ 桂枝芍药汤：《伤寒论》作"桂枝去芍药汤"。
⑤ "若微恶寒……附子汤主之"：此16字，《伤寒论》作"若微恶寒者，桂枝去芍药加附子汤主之"。
⑥ 《伤寒论》第21、22条。
⑦ 仁：《伤寒论》作"子"。
⑧ 《伤寒论》第43、18条。

本太阳病，医反下之，其人不下，因而腹满时痛者，热随下药入于里，属太阴也，满而未实，胃未阻塞，桂枝加芍药汤主之。大实痛者，胃中阻结，桂枝加大黄汤主之。①此条误下，不下，热反入里。

伤寒，若吐伤胃、若下伤脾后，土虚木来乘之，心下逆满，气上冲胸，起则冲于头上而眩②，脉沉，脾虚也，紧，肝动也，汗③则动经，身为振振摇者，土薄木根不得固也，茯苓桂枝白术汤主之。④此上八条，太阳误下，表邪未除，皆桂枝汤变法。以表邪未除，故皆用桂枝也。

烧针令其汗，以火引火，针处被寒，火欲出时而寒闭之，核起而赤者，火气聚于上也，气盛于上则下气从上，必发奔豚。气从小腹上冲⑤者，灸其核上各一壮，外开火路，使邪火外泄，与桂枝加桂汤⑥。⑦内壮火主，使真火下还。

伤寒脉浮，阳气已在外，医以火迫劫之，火引阳出，亡阳，必气上乱，惊狂，起卧⑧不安者，是惊之状，桂枝去芍药加蜀漆龙骨牡蛎救逆汤主之⑨。⑩

伤寒脉浮，自汗出，小便数，心烦，微恶寒，脚挛急，以上六症，四者同太阳，而小便数、脚挛急两者，太阳必无，则知非太阳表病，乃胃腑受风，风伤津也。盖阳明主束筋骨而利机关，机关燥，故不利而挛急，当治胃风与胃燥。

---

① 《伤寒论》第279条。
② 眩：此上《伤寒论》有"头"。
③ 汗：此上《伤寒论》有"发"。
④ 《伤寒论》第67条。
⑤ 冲：《伤寒论》此字后有"心"。
⑥ 汤：此下《伤寒论》有"更加桂二两也"。
⑦ 《伤寒论》第117条节录。
⑧ 起卧：《伤寒论》作"卧起"。
⑨ 主之：二字原作小字注文，据《伤寒论》改作大字。
⑩ 《伤寒论》第112条。

反与桂枝汤①欲攻其表，此误也。此汤得之便②胃阳散失而厥，津已伤，复得桂枝之热，必咽中干，胃阳上奔，必烦躁吐逆，此时胃中阴阳俱亡，当先救阳，作甘草干姜汤与之，以复其胃阳。若厥愈足温者，胃阳已复，即须救津，更作芍药甘草汤与之，胃津得复则筋骨润，机关利，其脚即伸。若胃津燥极，厥愈反见阳结，胃中③不和谵语者，少与调胃承气汤。④盖胃阳与肾阳不同：肾为阳之本，回后仍禁用凉；胃为阳之标，回后不妨用和也，但不可散耳。此一条似桂枝证而非桂枝证也。

甘草干姜汤

炙草⑤四两　干姜二两　水三升，煮一升五合，分温再服。

芍药甘草汤

芍药四两　炙草四两　法如前。

火逆下之，因烧针三番妄治，烦躁者，阴阳俱竭，桂枝甘草龙骨牡蛎汤主之。⑥

桂枝证附方

桂枝二麻黄一汤

本桂枝汤二分，麻黄汤一分，合为二升，分温再服。

---

① 汤：《伤寒论》无。
② 便：原作"使"，据《伤寒论》改，形近而误。
③ 中：《伤寒论》作"气"。
④ 《伤寒论》第29条节录。
⑤ 炙草：即炙甘草。下同。
⑥ 《伤寒论》第118条。

白虎加人参汤

知母六两① 石膏一斤，碎 甘草二两，炙 粳米六两 人参三两

以水一斗，煮半熟，汤成去滓，温服一升，日三服。

桂枝加附子汤

本方加附子一枚，炮，去皮，破八片，煎服，不须啜粥。

桂枝去芍药生姜新加人参汤

本方去芍药生姜加人参三两

芍药甘草附子汤

芍药二两 炙草二两 附子一枚，炮，去皮，破八片

水五升，煮取一升五合，分温三服。

桂枝甘草汤

桂枝四两，去皮 甘草二两，炙

水二升，煮一升，顿服。

茯苓桂枝甘草大枣汤

茯苓半斤 桂枝四两 甘草一两 大枣十二枚

以甘澜水一斗，先煮茯苓，减二升，纳诸药，煮三升，温服一升，日三服。

桂枝去桂加茯苓白术汤

芍药 生姜 白术 茯苓各三两 甘草一两，炙 大枣十二枚

水八升，煮三升，温服一升

桂枝人参汤

桂枝四两 人参四两 甘草四两，炙 白术三两 干姜五两

水九升，先煮四味，取五升。纳桂，煮三升，温服，日再

---

① 知母六两：原本无，据《伤寒论》加。

服，夜一服。

葛根黄连黄芩汤

葛根半斤　黄连三两　黄芩三两　炙草二两

水八升，先煮葛根，减二升，纳诸药，煮取二升，分温二服。

桂枝去芍药加附子汤

桂枝四两　生姜三两　甘草二两　大枣十二枚　附子三枚

水六升，煮二升，分温三服。

桂枝加厚朴杏仁汤

本方加厚朴二两、去皮，杏仁五十枚。

水七升，微火煮三升，温服一升，覆取微似汗。

桂枝加芍药汤

本方加芍药三两。

桂枝加大黄汤

本方加大黄二两，芍药三两。

茯苓桂枝白术甘草汤

茯苓四两　桂枝三两　白术　炙草各二两

水六升，煮三升，分温三服。

桂枝加桂汤

本方加桂枝二两。

桂枝去芍药加蜀漆龙骨牡蛎救逆汤

桂枝　蜀漆　生姜各三两　甘草二两　大枣十二枚　龙骨四两　牡蛎五两

水一斗二升，煮蜀漆减二升，纳诸药，煮取三升，温服一升。

桂枝甘草龙骨牡蛎汤

桂枝一两　炙草　龙骨　牡蛎各二两

水五升，煮二升半，温服八合。

◎ 麻黄汤证上

太阳病，风寒外束，营卫俱郁。头痛发热，身痛腰痛，骨节疼痛，恶风，元府不开，无汗，胸中气争而喘者，麻黄汤主之。①风寒中人，初入皮毛，渐在胸中，皆属太阳，皆邪正交争。若有汗，是毛孔不闭，故以桂枝发营气，从脉中鼓出脉外以逐邪足矣。若无汗，是毛孔已闭，内气虽振，外无从出，必得麻黄开道，桂枝乃成攘外之功。此桂枝汤所以不用麻黄，而麻黄汤必用桂枝也。

脉浮者，病邪在表，可发汗，麻黄汤。脉浮而数者，正气搏邪，可发汗，宜麻黄汤。②

脉浮而数，浮为外邪之满，风；数为内气之劳，虚。风为邪气有余，热；虚为阳气不足，寒。虚寒③相搏，洒淅恶寒也。④

诸脉浮数，当发热，而洒淅恶寒。若有痛处，饮食如常者，非外感。蓄积有脓也。⑤经络壅塞，气血不通，亦作寒热，但必有痛处。

脉浮数者，法当汗出而愈。若⑥身重、心悸者，不可汗⑦，

---

① 《伤寒论》第35条。
② 《伤寒论》第51、52条。
③ 虚寒：《伤寒论》作"风虚"。
④ 见《伤寒论》辨脉法第一。
⑤ 见《伤寒论》辨脉法第一。
⑥ 若：此下《伤寒论》有"下之"。
⑦ 汗：《伤寒论》作"发汗"。

当自汗出乃解。所以然者，尺中微弱①，此脉中血少，里虚，血少身无力，心无依，故身重心悸也。须表，脉外也。里，脉中也。实，津液自和，便自②汗出愈。③

寸口脉浮而紧，浮则为风，紧则为寒。风则伤脉外之卫，寒则伤脉中之营，营卫俱否隔而病，骨肉烦痛④，当发其汗也。⑤此麻黄汤正法。

太阳病，脉浮紧，无汗，发热，身疼痛，八九日不解，表证仍在，此当⑥发其汗。麻黄汤主之⑦。服药已，表邪微除⑧，其人发烦目瞑，上部血络热也。剧者必衄，衄乃解。所以然者，七八日阳气重，热入⑨血络，必衄血而通故也。⑩

伤寒，脉紧者，麻黄汤主之。不发汗，不从元府出，则从血络出。因衄⑪。

太阳病，脉浮⑫，发热，无汗⑬，自衄者愈。⑭义同上条。

---

① 弱：《伤寒论》无。
② 自：原书作小字，据《伤寒论》改作大字。
③ 《伤寒论》第49条。
④ 痛：《伤寒论》作"疼"。
⑤ 见《伤寒论》辨脉法第一。
⑥ 此当：《伤寒论》作"当此"。
⑦ 麻黄汤主之：此5字《伤寒论》在本条末尾。
⑧ 微除：原书作小字，据《伤寒论》及文意改作大字。
⑨ 入：原作"人"，据文意改，形近而误。
⑩ 《伤寒论》第46条节录。
⑪ "伤寒……因衄"15大字：《伤寒论》第55条作"伤寒，脉浮紧，不发汗，因致衄者，麻黄汤主之"。
⑫ 浮：此下《伤寒论》有"紧"。
⑬ 无汗：此上《伤寒论》有"身"。
⑭ 《伤寒论》第47条。

衄家，从营道解，不可复①发汗。汗出，必②营气尽出于上。额上③，脉紧④，目直视不能眴⑤，不能眠。⑥营气尽出不能复入也。

脉浮紧者，法当身疼痛，宜以汗解之。假令尺中迟者，不可发汗⑦。以营⑧不足，血少故也。⑨血热不妨发汗，变症惟衄，衄则解矣。血少不可发汗，乃阴虚夹外感，仲景所难也。

太阳与阳明合病，胃虽已实，喘而胸满者，膈上表邪未解，不可下，麻黄汤主之⑩。⑪恶寒发热，是太阳表中之表；喘而胸满，是太阳表中之里。

阳明病，胃实然。脉浮无汗而喘者，是气争于上，上气不通于肺。故其下气不通于胃，阳明而实太阳也。发汗，表通。则里自降而愈，宜麻黄汤。⑫

太阳病，十日已去，日数则当解矣，若是脉浮，邪当未解而细，是邪不重于经络。而又身体安静无烦热之扰，嗜卧者，经络之表⑬已解也。设或胸满胁痛者，是邪在膈间，与小柴胡汤。若无满痛，脉又不细，脉但浮者，是邪仍在元府也。与麻黄汤。⑭

---

① 复：《伤寒论》无。
② 必：原书作小字，据《伤寒论》及文意改作大字。
③ 上：此下《伤寒论》有"陷"。
④ 紧：此上《伤寒论》有"急"。
⑤ 眴：此下《伤寒论》有小字"音唤，又胡绢切，下同。一作瞬"。眴，同瞬，敛目。
⑥ 《伤寒论》第86条。
⑦ 不可发汗：此下《伤寒论》有"何以知然"。
⑧ 营：此下《伤寒论》有"气"。
⑨ 《伤寒论》第50条。
⑩ 主之：《伤寒论》无。
⑪ 《伤寒论》第36条。
⑫ 《伤寒论》第235条。
⑬ 表：《伤寒论》作"外"。
⑭ 《伤寒论》第37条。

麻黄汤

麻黄二两,去节　桂枝二两　炙草一两　杏仁七十个,去尖

水九升,先煮麻黄,减一升,去沫,纳诸药,煮二升半,温服八合,覆取微似汗,不须啜粥,余如桂枝法。桂枝从营中发汗,须啜稀粥,以食入于胃,浊气归心,淫精于脉故也。若麻黄从卫外发汗,不须啜粥,以汗在皮肤间,毛孔开自出矣。

一服汗者,停后服①。汗多亡阳,遂②虚,恶风、烦躁、不得眠也。汗多者,温粉扑之③。④烦躁在未汗先,为阳盛;烦躁在发汗后,为阴虚。然阳盛便见阴虚,阴虚便见阳盛,要之阴不配阳则烦躁。烦躁者,阳不安也,然亦阳未绝也。

桂枝发营中汗,麻黄发卫中汗。营气出于肝,血行急而汗出,汗从血来;卫气出于膀胱,毛孔开而汗出,汗从气来。桂枝误汗则亡阴,夺⑤血也;麻黄误汗则亡阳,散气也。桂枝能从营中发汗,即能从卫中收汗;麻黄能从卫中发汗,不能从营中止汗也。

---

① 停后服:此下《伤寒论》有"若复服"。
② 遂:此下《伤寒论》有小字"一作逆"。
③ 汗多者,温粉扑之:《伤寒论》作"汗出多者,温粉粉之",此8字,右本条"一服汗者"之上。
④ 《伤寒论》第38条节录。
⑤ 夺:脱也,失去。

◎ 麻黄汤证下

未持①脉时，病人叉手②自冒心。师③试其聋不聋，令咳而不咳者，此必两耳聋无闻也。所以然者，以重发汗，心气虚故如此。④心之液为汗，汗多则心液虚，心液虚则心气不降，心气不降则肾气不升，肾气不升则不能收声而聋也。

病人脉数。数为热，然实热当消谷引食。而反吐者，非实热也。此以发汗，令阳气微，膈间卫气所聚，其中气虚，不能充满，邪气乘之，虚气搏邪，脉乃数也。数为客气有余之热，所以不能消谷⑤，以胃中气本足，虚冷，故吐也。⑥此客气争于胃外，正气虚于胃中，汗多所致也。

病人内本有寒，复发汗，散气阳气，胃中冷，必不能化食，食停为蛔，吐蛔。⑦蛔生者可治，蛔死者不治。

发汗后，腹胀满者，中气虚也。厚朴生姜半夏甘草人参汤主之。⑧

发汗后，水药不得入口，有升无降。为逆。若更发汗，必吐下不止。⑨

汗家，平素多汗者也。重发其汗，必心气不收摄，恍惚心乱，心肾同

---

① 持：原作"搏"，据《伤寒论》改，形近而误。
② 叉手：《伤寒论》作"手叉"。
③ 师：此下《伤寒论》有"因教"。
④ 《伤寒论》第75条节录。
⑤ 不能消谷：原作小字，据《伤寒论》改作大字。
⑥ 《伤寒论》第122条。
⑦ 《伤寒论》第89条。
⑧ 《伤寒论》第66条。
⑨ 《伤寒论》第76条节录。

气，心气不还于肾，肾气亦虚。小便已阴痛，与禹余粮丸。①此上六条，汗后变症，皆麻黄汤之流弊。凡用法者知其功，更须知其弊也。

厚朴生姜半夏甘草人参汤

厚朴去皮，炙，半升　生姜，半升　半夏制，半升　甘草二两　人参一两

水一斗，煮取三升②，温服一升，日三服。

发汗后不可更行桂枝汤，十字作一句读。无汗而喘，大热者③，此症不可更行桂枝之实，倒装文法。与麻黄杏子④甘草石膏汤。⑤无汗而喘，是表未解，大热则不能更行桂枝汤。

下后不可更行桂枝汤，九字作一句读。无汗而喘，大热者⑥，与麻黄杏子甘草石膏汤。⑦

此二条是肺胃躁热之人而得外感。若因其外感而汗之，因其躁热而下之，皆劫其津液，反致无汗而喘，大热，不能更用桂枝汤，此时内则胃液不足，外则肺气不通，几于束手。仲景消息病情，于不可更行桂枝汤中，另出一凉散之法也。

病发于膈上，阳往而反下之，膈上有宗筋，宗筋内有肺络，热随下移，入于宗筋肺络，因作结胸，膈上又有诸血回心之窍。若不结胸，则入于回血管，血不得入心，蓄于隧道，阻其头上之气不得下，反蒸于上。但头汗出，余处无汗，至颈而还，上气不下。小便不利，血坏色变。身必发黄也。伤

---

① 《伤寒论》第88条。
② 三升：此下《伤寒论》有"去滓"。
③ 无汗而喘，大热者：《伤寒论》作"汗出而喘，无大热者"。
④ 子：《伤寒论》作"仁"。
⑤ 《伤寒论》第63条。
⑥ 无汗而喘，大热者：《伤寒论》作"若汗出而喘，无大热者"。
⑦ 《伤寒论》第162条。

寒淤①热在里，身必发黄，麻黄连翘②赤小豆汤主之。③

麻黄连翘赤小豆汤

麻黄二两　连翘二两　赤小豆一升　桑白皮一斤　杏仁四十粒　甘草二两　生姜二两　大枣十二枚

以潦水一升，先煮麻黄再沸，去沫④，纳诸药，煮取二升⑤，分温三服，半日尽服。汤以桑白皮、赤小豆为君。桑白色白，用以入肺经走气分；小豆赤色，入心经走血分。以杏仁佐桑白，以连翘佐小豆，甘草载药上行，从心肺施治。夫心主营，肺主卫，营卫相随，上下周流，血不坏矣。元府不通，营卫即不能调，故以麻黄为先导，而以生姜佐之。盖热被寒闭，血因热瘀，散寒乃能泄热，热泄乃能和血也。

麻黄石膏杏子甘草汤

麻黄四两　杏子五十粒　炙草二两　石膏半斤

水七升，煮麻黄，减二升，去沫。纳诸药，煮取二升，温服一升。

◎ 葛根汤证

太阳病，项背强几几，无汗恶风者，葛根汤主之。⑥

太阳病，项背强几几，而⑦汗出恶风者，桂枝加葛根汤主

---

① 淤：通"瘀"，下同。《伤寒论》作"瘀"。
② 连翘：《伤寒论》作"连轺"，下同。
③ 《伤寒论》第131、134、262条节录。
④ 沫：此上《伤寒论》有"上"。
⑤ 二升：《伤寒论》作"三升"，此下《伤寒论》有"去滓"。
⑥ 《伤寒论》第31条。
⑦ 而：《伤寒论》作"反"。

之。①

　　此二条风寒入经穴而非入元府者，方即桂枝汤加葛根，无汗加麻黄。其与麻黄桂枝两法异者：彼则自内达外，此则自下升上。凡风寒从毛孔入者，旋行周身，由外而内，以膜分阴阳。从经穴入者，专行一脉，由上而下，以腰分阴阳。风寒入于风池、风府，太阳经穴中风也，亦名太阳病。其气下行于背，故项背强。与元府受邪不同者，头不痛，身不发热也。葛根上升，加于桂枝汤中，以走太阳经脉，使邪从经穴入者，还从经穴出，不令其过腰，亦如桂枝麻黄两方，不令其入膜耳。

　　太阳与阳明合病，必自下利，葛根汤主之。②

　　此风寒入胸膈与胃腑者，故曰太阳阳明合病。风寒入胃腑，故自下利，葛根从胃中升出风寒。前条从背升于项，所以取汗；此条从腹升于胸，所以止利。

　　太阳与阳明合病，不下利，但呕者，葛根加半夏汤主之。③

　　前条风寒在贲门下，故自利；此在贲门上，故但呕。要不外升散胃邪，加半夏取其定胃，使胃上之邪，不得扰及胃下也。

葛根汤

　　葛根四两　麻黄二两　桂枝二两　白芍二两　甘草一两　大枣十枚　生姜三两

　　水一斗，先煮麻黄、葛根，减二升，去沫。纳诸药，煮取三升，温服一升，不须啜粥，余如桂枝法。

---

① 《伤寒论》第14条。
② 《伤寒论》第32条。
③ 《伤寒论》第33条。

◎ 大青龙汤证

太阳中风，脉浮紧①，恶寒，身疼痛，不汗出，_{表有寒}，而烦躁者，_{里有热}，大青龙汤主之。②

伤寒，脉浮缓，发热恶寒，无汗烦躁③，身不痛④，但重，乍有轻时，无少阴证者，大青龙汤发之。⑤

此两条皆外寒郁内热，以恶寒脉浮为寒邪之据，以烦躁为胃热之据。上条邪重在脉中，故脉紧身痛；下条邪轻在脉外，故脉缓身不痛。而无论邪之重轻，但外寒郁成内热，而元府不开，汗不出者，皆属大青龙法。惟恶寒烦躁身重，证同少阴，不可不辨。辨之在脉浮不沉，身重有轻时，无少阴证者，以此为据也。

按：大青龙法，邪不问风寒，但问汗与不汗；脉不问缓紧，但问浮与不浮。盖伤寒者，伤寒风也。寒即在风中，风便有寒气，但其风气止行脉外，其寒气能透脉中。在脉外者卫气搏邪，脉缓；在脉中者，营气搏邪，脉紧。脉外无管拘其气，故其行散缓；脉中有管拘其气，故其行紧促。其所以在脉中脉外者，或因邪气之轻重，或因人气之强弱。故同此一风，此得之而病，彼得之而不病；此得之而病浅，彼得之而病深。大抵营气热者难入营，营气寒者易入营，仲景风寒脉证，往往交互

---

① 紧：此下《伤寒论》有"发热"。
② 《伤寒论》第38条节录。
③ 发热恶寒，无汗烦躁：《伤寒论》无。
④ 痛：《伤寒论》作"疼"。
⑤ 《伤寒论》第39条。

言之者此也。

若脉微弱，汗出恶风者，卫气虚，不可服之，服之则阳从外散，阴从内起，厥逆而气不周于身，筋惕肉瞤，此为逆也。①脉浮紧、浮缓俱可用大青龙，惟脉微弱，不可用大青龙汤。

大青龙汤

麻黄六两　桂枝二两　甘草二两　杏仁四十枚　生姜三两　大枣十枚　石膏打碎

以水九升，先煮麻黄，减二升，去上沫，纳诸药，煮取三升②，温服一升，取微似有③汗。

伤寒，表不解，寒气化水。心下因有水气，阳气与水争于胸中，干呕、发热，水射肺而咳，水气下走，或渴、或利，水气上逆，或噎，水气内停，或小便不利、小④腹满，水阻肺气，气不得下行，或喘者，小青龙汤主之。⑤水初成而未结，故有或然诸症。

小青龙汤

桂枝三两　白芍三两⑥　炙草三两　麻黄三两　细辛三两　干姜三两　五味子半斤　半夏半斤⑦

水一升⑧，先煮麻黄，减二升，去上沫，纳诸药。煮取三

---

① 《伤寒论》第38条节录。
② 三升：此下《伤寒论》有"去滓"。
③ 有：《伤寒论》无。
④ 小：《伤寒论》作"少"。
⑤ 《伤寒论》第40条。
⑥ 白芍：《伤寒论》作"芍药"。
⑦ 五味子半斤　半夏半斤：此两处"半斤"，《伤寒论》均作"半升"。
⑧ 水一升：《伤寒论》作"以水一斗"。

升①,温服一升。若渴者,去半夏,加栝楼根三两。若微利,去麻黄,加芫②花,如鸡子大③,熬令赤色。若噎者,去麻黄,加附子一枚,炮。④若喘,去麻黄,加杏仁半斤⑤,去皮尖。

伤寒,心下有水气,咳有微喘,_{水射肺也}。发热,_{表未解也}。不渴,_{水上行也}。小青龙汤主之⑥。服汤已,渴者,此寒去欲解也。⑦

大青龙化胸中热气而为汗,小青龙化胸中水气而为汗,两症皆因表不解,寒邪郁遏阳气所致。寒邪轻、阳气重者,阳盛成热,属大青龙;寒邪重、阳气微,寒凝化水,属小青龙。发汗利水,太阳一表一里两大法,发汗分形层之次第,利水分三焦之浅深。故发汗有五法:麻黄发皮肤汗,乃毛孔之水气;桂枝发经络汗,乃血脉之精气;葛根发肌肉汗,乃津液之闭气;大青龙发胸中汗,乃内郁之阳气;小青龙发心下汗,乃内蓄之水气。治水有三法:干呕而咳,水在上焦膈间,小青龙散之;中满痞满,水在中焦络肺,十枣汤泻之;小便结,小腹满,水在下焦膀胱,五苓散利之。

---

① 三升:此下《伤寒论》有"去滓"。
② 芫:《伤寒论》作"荛"。
③ 鸡子大:《伤寒论》作"一鸡子"。
④ 此处《伤寒论》有"若小便不利、少腹满者,去麻黄,加茯苓四两"。
⑤ 斤:《伤寒论》作"升"。
⑥ 小青龙汤主之:此6字《伤寒论》在"此寒去欲解也"之后。
⑦ 《伤寒论》第41条。

◎五苓散证

中风，发热六七日不解，气闭于上，而烦，气不得上通，水即不得下流。气不得上通为表，水不得下流为里。有太阳表里证，水精不布，渴欲饮水，中本有水，水入则吐，名曰水逆，水下为顺，不下为逆。五苓散主之。多服暖水，汗出则愈，水热则化为气而作汗，多服暖水，欲使停蓄之水尽热耳。发汗已，脉浮数，表未解也。烦渴者，水未布也，五苓散主之。①

五苓散为水不行而设，水不行以表不解而致，意在化水气不在利水道，必有表证方合。上条有表证，此条有表脉，互相发明。

太阳病，发汗后，大汗复出，胃中干，烦躁欲饮水，胃无阴则不和，不得眠②者，少少与饮之，令胃气得阴而和则愈。此是胃无水，非蓄水。若脉浮，小便不利，微热，消渴者，是表不解，气不上通，因之水不下流，非无水乃蓄水。五苓散主之。③

发汗后，饮水多者必喘，以水灌之亦喘。④发汗则气升，汗后未遽平，水多入而与气相搏，故为喘也。

此条不言五苓散而列五苓散证，内便是五苓散法，乃外来之阳水病也。

太阳病，饮水多，为气不通，致水不行，小便多者⑤，上焦水停，下

---

① 《伤寒论》第74、72条。
② 欲饮水，不得眠：《伤寒论》作"不得眠，欲得饮水"。
③ 《伤寒论》第71条。
④ 《伤寒论》第75条节录。
⑤ 饮水多，小便多者：《伤寒论》作"小便利者，以饮水多"。

焦不停，必心下悸。小便少者，下焦水停而欲出不得出，必①里急也。②五苓散主之。

伤寒汗出，皮毛之水已散。而心下悸③，胸中之水尚蓄。渴者，脾不输水于上，五苓散主之。不渴者，肺不输水于下，茯苓甘草汤主之。④

本以下之，故心下痞，以为水在心下。与泻心汤，痞不解，是水不停于心管而停于脾管也。其人渴而口燥烦，脾不输水于肺也。小便不利，肺不得浥⑤脾之水精，无以输于膀胱也。五苓散主之⑥。⑦此以下伤脾，致脾不运水，而水停止也。

大下之后，复发汗，小便不利者，亡津液故也。勿以五苓散治之，小便利，必自愈。⑧亡津而小便不利，生津而小便自利。

凡病，若发汗，若吐，下，若亡血、亡津液，阴阳和⑨，必自愈。⑩亡血亡津而阴阳不和，益血生津而阴阳自和。

五苓散

猪苓去皮　白术十八铢　茯苓十八铢　泽泻一两六钱　桂枝半两

上五味捣为末，以白饮和服方寸匕。

《素问》曰："饮入于胃，精归于脾。游溢精气，上输于肺，通调水道，下输膀胱。"肺令失则水化息，脾令行则水精

---

① 必：以下《伤寒论》有"若"。
② 《伤寒论》第127条。
③ 心下悸：《伤寒论》无。
④ 《伤寒论》第73条。
⑤ 浥（yì，音艺）：沾湿，润湿。
⑥ 之：此下《伤寒论》有"一方云忍之一日乃愈"。
⑦ 《伤寒论》第156条节录。
⑧ 《伤寒论》第59条。
⑨ 和：此上《伤寒论》有"自"。
⑩ 《伤寒论》第58条。

布。升于脾，降于肺，归于膀胱，治水之法备矣。观五苓散可得其旨。

伤寒厥而心下悸者，水气冷而厥，水气犯心火而悸。宜先治水，当用①茯苓甘草汤。却治其厥，不尔，水②入胃，必作利也。③

茯苓甘草汤④

茯苓一两　桂枝一两　生姜三两　炙草一两

上四味，以水四升，煮取二升，去滓，分温三服。

◎十枣汤证

太阳中风，下利呕逆，里有水矣，有水当攻其水，然表未解，未可攻之。表解者，乃可攻之。何以知其表解？其人漐漐汗出，发作有时，水淫于内而时外溢也。头痛，水壅头气不得下行也。心下痞硬满，引胁下痛，水横胸中也。干呕气短⑤，气为水遏，欲达不得达也。汗出，因风者必恶寒，今漐漐汗出，而不恶寒者，此表之风解，里之水未和也，但水在胸中而不在胃，若攻其胃而下之，则伤胃气；若不下之，则水不去。十枣汤主之。⑥下法有两路：从胃而小肠而大肠，传递而下为一路，从肺络直下大肠为一路。十枣汤意在下胸中之水，不欲经胃而行，故以十枣先实脾胃，而以芫花、大戟、甘遂逐水。从肺络直下大肠，一举而荡平之。虽用霸药而脾胃不伤，匠心独运。世人谓以十枣缓三味之力，非也。正以十枣专三味之力而归一路耳。陷胸汤下法，亦同此路。观其方皆用肺与大肠之

---

① 用：《伤寒论》作"服"。
② 水：此下《伤寒论》有"渍"。
③ 《伤寒论》第356条。
④ 茯苓甘草汤：原书无，据《伤寒论》补。
⑤ 气短：《伤寒论》作"短气"。
⑥ 《伤寒论》第152条。

药，而绝不杂脾胃之药，可会其意。

十枣汤

芫花熬赤　甘遂　大戟各等份

上三味①，各异捣筛，秤已合治之②。以水一升半，煮大枣③十枚，取八合，去枣④，纳药末。强人服一钱匕⑤，温服之。平旦服。若下少，病不除者，明日更服⑥半钱。得快下止⑦利后，糜粥自养。

◎陷胸汤证

病发于身外阳，而反下之，躯壳之热入于胸中，因作结胸。病发于胸中阴，而反下之⑧，因作痞，此痞即结胸。所以成结胸者。总顶上两款。以下之太早故也。⑨

此阴阳以内外言，发于阳，如发热头痛之类，以其在形体之外，故曰阳，是邪从元府来者；发于阴，如心中懊恼，心中温温欲吐之类，以其在心胸之内，故曰阴，是邪从口鼻入者。皆当汗解。

---

① 味：此下《伤寒论》有"等分"。
② 各异捣筛，秤已合治之：《伤寒论》作"各别捣为数"。
③ 大枣：此下《伤寒论》有"肥者"。
④ 枣：《伤寒论》作"滓"。
⑤ 匕：此下《伤寒论》有"羸人服半钱"。
⑥ 服：此下《伤寒论》有"加"。
⑦ 止：《伤寒论》无。
⑧ 下之：此下《伤寒论》有小字"一作汗出"。
⑨ 《伤寒论》第131条节录。

结胸，身无大热①，热入胸中也，头微汗出，身上汗停于胸中不出也，此为水，即汗所成。结在胸膈也②。大陷胸汤主之。③

人受风寒，卫气即出而与之争。卫气原是水化，气中有液。发汗者其气，作汗者其液。其气、其液不得外出，还入于胸，故身反无热无汗也。液在气中，水结即热结，水为热水，热为湿热。上条曰"热入"，此条曰"水结"，互相发明，同此气液为变，在皮肤为发黄，在胸中为结胸。

伤寒六七日，结胸，热困已久，水稠成痰而实，痰阻气滞，脉沉，气不得上而搏于下，紧，心下气不通，痛，痰结成形，按之石硬者，大陷胸汤主之。④

太阳病，重发汗而复大⑤下之，津伤热结。不大便五六日，大肠燥热。舌上燥而渴，肺燥热也。日晡小有潮热⑥，大肠蒸热也。从心下至小⑦腹，肺通大肠之管，硬满而痛，不可近者，热气结于此管，大陷胸汤主之。⑧此全类阳明胃实，惟心下至小腹痛，是肺通大肠之络病，属结胸。

大陷胸汤

大黄六两　芒硝一斤　甘遂一钱匕

上三味，以水六升，先煮大黄，取二升。纳芒硝，煮一二沸。纳甘遂末，温服一升。得快利，止后服。

---

① 身无大热：《伤寒论》作"无大热者，此为水结在胸胁也"。
② 此为水，结在胸膈也：《伤寒论》无。
③ 《伤寒论》第136条节录。
④ 《伤寒论》第135条。
⑤ 大：《伤寒论》无。
⑥ 热：此下《伤寒论》有小字"一云日晡所发，心胸大烦"。
⑦ 小：《伤寒论》作"少"。
⑧ 《伤寒论》第137条。

结胸者，项亦强，如柔痓①，下之则和，宜大陷胸丸。②大肠经脉出于柱骨之会上，项强如痓，大肠经气不通也。

大陷胸丸

大黄八两　芒硝半斤　杏仁半斤　葶苈子半斤

上大黄、葶苈捣筛，用杏仁、芒硝合研如脂，和散。取弹丸一枚，别捣甘遂末一钱匕、白蜜二合、水二升，煮取一升，温顿服之，一宿乃下。如不下，更服，取下。

大陷胸方，专用肺与大肠两经药，绝不用脾胃之药，与承气命意迥别。盖承气下胃中之燥屎，陷胸下胸中之热水。承气行胃腑，陷胸行肺通大肠之窍，在宗筋内右旁。《脉要精微篇》"右外以候肺，内以候胸中"，胸中即指此，病在此地，故曰"结胸"。

◎ 小陷胸证

小结胸病，正在心下，按之则痛，脉浮滑者，小陷汤主之。③

大小结胸，病同一络。惟大结胸，心下至小腹石硬而痛，是此络上下皆痰涎结实，故脉沉紧，非下之不解。小结胸，但在心下未及腹，是此络上结下未结，痛而非石硬，是痰阻而未结实，故脉浮滑，散之尚可消也。

小陷胸汤

黄连一两　半夏半斤　大栝楼实一枚

---

① 痓：此下《伤寒论》有"状"。
② 《伤寒论》第131条节录。
③ 《伤寒论》第138条。

上三味，以水六升，先煮栝楼实，取三升，去滓。纳诸药，煮取二升，去滓，分温三服。

结胸症，其脉浮大者，不可下，下之则死。①

陷胸大泻肺气，直驱大肠，必下焦气固，乃能任之。脉沉紧者，下焦气实而有力，实乃能沉，有力乃紧也。若浮大，是下不固，故不可下。下之恐能发不能收，利不止而死。

结胸症具，烦躁者亦死。②烦躁者，下焦阳越，不任攻下也。

问曰：病有结胸，有脏结，大③状分之何如？答曰：按之痛，热结于中也。寸脉浮，上气不得下也。关脉沉，下气不得上也。名曰结胸也。脏结者，如结胸状，其所异者，饮食如故，肠胃不病也。时时下利④，清不升也。舌上苔⑤滑者，浊不降也。难治。⑥

此与下二条并言脏结之症，似结胸而非结胸者。盖结胸病，闭在肺与大肠相通之络。脏结病，闭在腹气街之天枢穴，此穴在脐旁半寸许，足三阴之脉皆由此出，穴属阳明。《素问》所谓"阴阳总宗筋之会，会于气街，而阳明为之长者"此也。此穴津液枯涸，则干涩不开，甚者，痰瘀结实，成为痞块。此穴一阻，则三阴脏气皆不得出。故不名一经，统曰脏结，乃阴液先竭，阳气后亡，故曰难治。

---

① 《伤寒论》第132条。
② 《伤寒论》第133条。
③ 大：《伤寒论》作"其"。
④ 时时下利：《伤寒论》下有"寸脉浮、关脉小细沉紧，名曰脏结"。
⑤ 苔：此上《伤寒论》有"白"。
⑥ 《伤寒论》第128、129条。

脏结，无阳证，不往来寒热①，其人反静，二句为无阳证之实。舌上苔滑者，下焦清气不能升，上焦浊液不能降。不可攻也。②攻之气反从下脱。

病人③胁下素有痞，连在脐旁，属天枢穴。痛引小腹，入阴筋者，肝肾脉气不通。此名脏结，死。④未成痞者，益阴滋液或望得效。已成痞者，不能施治。

◎ 泻心汤证

伤寒汗⑤解后，皮肤之水气已去，胸中之水气未去，侵于胃口，胃中不和，心阳为膈间水气所拒，不得下行，结于心下，心下痞硬，心火逆而干呕⑥，胃口水气被火蒸熏，浊而食臭，膈间水气旁流，胁下有水气，胃口水邪下趋，腹中雷鸣下利者，生姜泻心汤主之。⑦

生姜泻心汤

生姜四两　半夏半斤　干姜一两　炙草三两　黄芩三两　黄连一两　大枣十二枚　人参三两⑧

伤寒中风，当汗。医反下之，其人下利，日数十行，谷不化，腹中雷鸣，寒邪入于胃腑矣。心下痞硬而满，干呕，心烦不得

---

① 热：此下《伤寒论》有小字"一云寒而不热"。
② 《伤寒论》第130条。
③ 人：《伤寒论》无。
④ 《伤寒论》第167条。
⑤ 汗：此下《伤寒论》有"出"。
⑥ 呕：《伤寒论》作"噫"。
⑦ 《伤寒论》第157条。
⑧ 人参三两：原书无，据《伤寒论》补。

安。心火为寒邪所伏，不得宣通矣。医见心下痞，谓病不尽，复下之，其痞益甚。寒在心管外，火在心管内，外寒愈甚，内火愈闭。此非胃中结热，医误认心管为胃，因其便硬，所以复下之，不知其便硬者，但以胃中下去其物，空虚，胃外之客气入之而上逆，故使胃不降而硬也。甘草泻心汤主之。①

甘草泻心汤

前方去人参生姜，加甘草一两、干姜二两，余同前法。

伤寒五六日，呕而发热者，胸中寒邪遏抑心火，热淫于膈，膈气有余。柴胡汤证具，乃不用柴胡汤，而以他药下之②，热随下移，不入肺管，必入心管，以心肺俱在膈上也。若心下满而硬痛者，此入肺管为结胸，大陷胸汤主之。但满而不痛者，此入心管为痞，热本在膈，属少阳柴胡证，今已陷入心管。柴胡不中与之，宜半夏泻心汤。③

半夏泻心汤

前方加半夏半斤，干姜二两，去生姜，余同前法。

伤寒吐下后，复④发汗，心液少而虚、心阳扰而烦，营气虚而脉甚微，八九日气结于心下而痞硬，阴虚阳不化而胁下痛，心气不得下而上冲咽喉，气盛于上，眩冒，火促脉中，经脉动惕，久而成心热之痿。⑤《痿论》曰："心气热，则下脉厥而上，上则下脉虚，虚则生下痿，胫纵不任地也。"

太阳病，医发汗，仍⑥发热恶寒。胸中邪正尚争。复⑦下之，阳

---

① 《伤寒论》第158条。
② 而以他药下之：此下《伤寒论》有"柴胡证仍在者，复与柴胡汤。此虽已下之，不为逆，必蒸蒸而振，却发热汗出而解。"
③ 《伤寒论》第149条。
④ 复：《伤寒论》无。
⑤ 《伤寒论》第160条。
⑥ 仍：《伤寒论》作"遂"。
⑦ 复：此上《伤寒论》有"因"。

气退入心下，心下痞。此时当行泻心汤，医不如法而加烧针，误矣。而所以致误者，以其经汗下之后，表里俱虚，表里俱虚者，阴阳并竭。阴阳①并竭者，存阳为急，盖阴无阳不生，无阳则阴独存②。医执此义故，复加烧针，不知其痞气结于心下，心火内灼，心液内涸，加以外火，因作③胸烦，若其人面色青④，是阳木尽泄。黄，是阴土尽泄。肤瞤者，难治。今色微黄，是脾阴未尽泄。手足温，是胃阳未尽亡。易愈。⑤难者，不能用干姜黄连黄芩人参汤；易者，仍可用干姜黄连黄芩人参汤也。

伤寒本自寒下，医复吐下之，中焦之寒格⑥，其心阳不得下，中焦无阳。若食入即吐，是热闭于心，寒聚于胃也。干姜黄连黄芩人参汤主之。⑦

心火脏，其气下交于肾，水升火降以为常也。其升降之窍在宗筋内，包络即宗筋。《难经》称包络为"心主"，以其有窍在里从心而出，代心用事也。仲景称"心下"，即此地也。中焦寒盛格拒心气，心火自闭而心热矣。

干姜黄连黄芩人参汤

干姜　黄连　黄芩　人参各二两

上四味，以水六升，煮取二升，分温再服。

心下痞，按之濡，痞而硬是水，痞而濡是气。大便硬，内无水也。而不恶寒，外无水也。反恶热⑧，内有火也。其脉关上浮者，上焦阳气盛也，

---

① 阳：此下《伤寒论》有"气"。
② 存：《伤寒论》无。
③ 作：《伤寒论》无。
④ 青：此下《伤寒论》有"黄"。
⑤ 《伤寒论》第153条。
⑥ 寒格：此下《伤寒论》有"更逆吐下"。
⑦ 《伤寒论》第359条。
⑧ 大便硬，而不恶寒，反恶热：《伤寒论》无。

大黄黄连泻心汤主之。①

此不因水多于外,闭伏心火而致格,反因水少于下,不涵心火而致格,故尽去辛温而专用苦寒。

大黄黄连泻心汤

大黄二两　黄连一两

上二味,以麻沸汤一升渍之,须臾绞去滓。分温再服。

心下痞,水在外,火在内。大便硬,心主血,心热血燥也。心烦不得眠②,心肾不交也。而复恶寒、汗出者,皮肤有水也。附子泻心汤主之。③此热在营而寒在卫。

附子泻心汤

大黄二两　黄连　黄芩各一两　附子一枚,另煎取汁

上三味,以麻沸汤取二升渍之,须臾绞出滓,内附子汁,分温再服。

伤寒服汤药,下利④,中焦寒,心气不宣,心下痞硬,服泻心汤已,心火已通,寒邪未去,复以他药下之,下焦并寒,利不止。医以理中汤⑤与之,利益甚。理中汤⑥,理中焦,此利在下焦,赤石脂禹余粮汤主之。石脂余粮,土精所结,能制水。复利不止者,水气太盛,当利其小便。⑦分利以去水也。

---

① 《伤寒论》第154条。
② 大便硬,心烦不得眠:《伤寒论》无。
③ 《伤寒论》第155条。
④ 下利:此下《伤寒论》有"不止"。
⑤ 汤:《伤寒论》无。
⑥ 汤:《伤寒论》作"者"。
⑦ 《伤寒论》第159条。

赤石脂禹余粮汤

赤石脂　禹余粮各一斤

上二味，以水六升，煮取二升，分温三服。

伤寒发汗，若吐，若下，解后，里虚，寒气结于心下，心下痞硬，心火反不下降而逆上，噫气不除者，旋覆代赭石汤主之。①

旋覆代赭石汤

旋覆花　甘草各三两　人参二两　半夏半升　代赭石一两　生姜五两　大枣十二枚

上七味，以水一斗，煮六升，去渣，再煎三升。温服一升，日三服。

旋覆花，开于夏末，咸能补心，能软坚。半夏，生于夏初，辛能散水。代赭，色赤入心，质重能镇逆。三味皆心经之药。泻心汤证，皆因火郁于水。惟心气不虚者，但闭而不发，可用芩连以通之。心气既虚者，逆而上迫，不能用芩连以泻之，止有用代赭石以镇之。制旋覆代赭汤，所以济泻心之穷也。

泻心汤证，仲景曰"心下痞"。"心下"字，诸书并未指出所在。窃意心下乃指包络，亦不是竟指包络。包络以全体言，心下以包络内一窍言。老子曰"常有，欲以观其窍"，包络也；"常无，欲以观其妙"，包络内一窍也，仲景所谓心下也。想见仲景下此二字，煞费苦心。惜世人以口读书，不以心读书，皆忽略其妙耳。吾读泻心汤证，而知天地之道犹橐籥乎。无底曰橐，有窍曰籥，中间一窍，无人摸着。摸着此窍，始可与言泻心汤证。

---

① 《伤寒论》第161条。

◎抵当汤证

太阳病六七日，表证仍在，当汗而反下之①，脉沉而微②，是气注于下也。若下于胸中肺络，当作结胸。反不结胸。是不下于胸中，而下于膀胱之络矣。其人发狂者，是不下于膀胱气分，而下于膀胱血分矣。以热在下焦，少腹气实当硬满，此是热在下焦之据。小便自利，是在下焦血分之据。下血乃愈。所以然者，以太阳随经之血得热而聚，淤热在膀胱络里故也。抵当汤主之。③诸经皆受血于心，而回血于心，循环不已，周而复始，以为常也。若其经寒重，则血因寒而凝；若其经热重，则血亦见热而注。凝与注，皆聚而淤也。

太阳病，身黄，脉沉结，少腹硬，小便不利者，热在太阳水府中，为无淤④血也。小便自利，其人如狂者，热在太阳血络中，血结症⑤也，抵当汤主之。⑥

伤寒有热，小⑦腹满，下焦气实，应小便不利，今反利者，是气不在脉外而在脉中，为有瘀血也。当下之，不可余药，宜抵当汤。⑧

热入膀胱，有气血之分。从脉外入者入气分，属卫病；从脉中入者入血分，属营病。入气分者水热，膀胱水热，故小便不利，皮肤水热故身黄；入血分者血热，血结不得回心，心无依故如狂。水不热故小便自利，而无论在脉外、在脉中，皆气

---

① 而反下之：《伤寒论》无。
② 沉而微：《伤寒论》作"微而沉"。
③ 《伤寒论》第124条。
④ 淤：《伤寒论》无。
⑤ 结症：《伤寒论》作"证谛"。
⑥ 《伤寒论》第125条。
⑦ 小：《伤寒论》作"少"。
⑧ 《伤寒论》第126条。

注下焦，故皆脉沉结，小腹硬。

抵当汤

水蛭二十个　虻虫二十个　桃仁二十粒　大黄二两

上四味，杵分为四丸。用水二升，煮一丸，取七合服之。晬①时，当下血。不下者，更服之。

太阳病不解，热随经下结于膀胱之络，其人如狂，血自下者，血去热散而愈。其外证不解，尚未可攻瘀，当先解外。解外②已，但少腹急结者，乃可攻之，宜桃仁③承气汤④。⑤

桃仁承气汤

桃仁五十个　甘草　桂枝　芒硝各三两　大黄四两

上五味，以水七升，煮取二升半，去滓，纳芒硝，更上火微沸，下火。食前温服五合，日三服，当微利。

阳明病⑥，即指下文喜忘、屎硬等症言之。其人喜忘者，必有蓄血。所以然者，本有久瘀血，血不归心，心血不足。故令喜忘。屎虽硬，而非火结。火结便必难，色不黑。大便反易，其色必黑，是瘀血矣。宜抵当汤下之。⑦

病人无头痛恶寒，表，烦躁作渴，里证，发热七八日，不大便⑧，

---

① 晬：一昼夜。
② 解外：《伤寒论》作"外解"。
③ 仁：《伤寒论》作"核"。
④ 汤：此下《伤寒论》有小字"后云解外宜桂枝汤"。
⑤ 《伤寒论》第106条。
⑥ 病：《伤寒论》作"证"。
⑦ 《伤寒论》第237条。
⑧ 不大便：《伤寒论》无。

虽脉浮数，是内热浮数，非外感浮数。可下之。假令①脉数不解，合于热则消谷善②饥之例，至六七日，又不大便者，是血随热聚下，其气不下其血，故大便闭。有瘀血也。宜抵当汤。若更脉数不解，而下利不止，是热盛瘀厚，必协热而便脓血也。③

此上一条，是阳明蓄血症。盖六经惟太阳、阳明两经有蓄血，以两经多血故也，然症随异而治则同。

◎ 火逆诸证

太阳病④，不行桂枝诸法，以火劫发汗。邪风被火热，风得火而愈煽，火因风而益炽。血气流溢，失其常度，风为阳，火亦为阳。两阳相熏灼，身体皆枯燥，不能作汗，但头为诸阳之会，不受火伤。汗出，到颈而还⑤。其身则热不泄，蒸血色变，发黄。阳盛伤络则欲衄，阴虚液少则小便难。营阴之血、卫阳之液，俱虚竭，血液竭而气独存。腹满而⑥喘，口无津而渴⑦，咽多火而烂，或肠胃干燥而不大便，久而阳抗，谵语，甚者无液而气不化，至哕，无阴而阳不守，扰乱散失而手足烦躁⑧，捻衣摸床。不可治矣。若小便利者，是膀胱之水未竭，其人可治。⑨盖膀胱为寒水之府，水之

---

① 令：此下《伤寒论》有"已下"。
② 善：《伤寒论》作"喜"。
③ 《伤寒论》第257、258条。
④ 太阳病：此下《伤寒论》有"中风"。
⑤ 身体皆枯燥……到颈而还：此13大字，《伤寒论》在本条文"阴阳俱虚竭"下。
⑥ 而：《伤寒论》作"微"。
⑦ 渴：《伤寒论》作"干"。
⑧ 烦躁：《伤寒论》作"躁扰"。
⑨ 《伤寒论》第111条。

主气。主气在，故水可复，火可制也。

太阳病二日，阳明受邪，烦①躁，胃阴伤矣，不救胃阴，反②熨其背，火迫津泄而大汗出，遂使大热入胃③，胃中水竭，烦躁④谵语⑤。但胃津亡而膀胱之水未亡。十余日，膀胱之水随气化而上渐入于胃，胃得阴回而振栗，胃阴复而胃阳降，自下利者，此为欲解也。而推其所以得解之故，以其前之大汗，从腰以下不得汗，是胃中之水亡，而膀胱之水尚存也。此膀胱之水所以得存者一也。又欲小便不得，反呕，盖上焦热盛，肺不得降，故不得小便而呕。然正以不得小便，而膀胱之水不去，此水所以得存者二也。欲失溲，此句是小便不得出之状耳。足下恶风，盖汗不出于下而下焦之水得存，亦汗不得出于下而下焦之表不解。大便硬，大便硬者，小便当数，今大便硬而小便反不数，频也，及多⑥，长也。知是膀胱之水当在。大便硬者，胃无水耳。大便已，头卓然痛，其人足心必热，此非下焦水不制火。若下焦水不制火，则头痛足热之症不待大便后见之。见之大便后者，谷⑦气之热下流故也。⑧仍是胃中无水，不是膀胱无水也。自"故其汗"至此，是倒叙汗出后所见之症皆胃水竭而膀胱之水未竭之据，所以能自解也。

太阳病，以火熏之，不得汗，其人必躁。劫津故也。过⑨太阳经

---

① 烦：《伤寒论》作"反"。
② 反：《伤寒论》作"凡"。
③ 胃：此下《伤寒论》有小字"一作二日内烧凡熨背，大汗出，火气入胃"。
④ 烦躁：《伤寒论》作"躁烦"。
⑤ 谵语：此上《伤寒论》有"必发"。
⑥ 多：《伤寒论》作"不多"。
⑦ 谷：原作"热"，据《伤寒论》改，涉上而误。
⑧ 《伤寒论》第110条。
⑨ 过：《伤寒论》作"到"。

不解，必火热入血络中，圊①血，名为火邪。②不复是风寒病。

伤寒脉浮，阳气已在外，医以火③劫之，以阳引阳，阳遂乘机而出。亡阳必惊狂，起卧④不安者，阳欲外脱也。桂枝去芍药加蜀漆龙骨牡蛎救逆汤主之。⑤

太阳伤寒者，加温针必惊也。⑥

火逆下之，因烧针烦躁者，桂枝甘草龙骨牡蛎汤主之。⑦

其脉沉者，营气微也⑧。营气微者，加烧针则血流⑨不行，"行"字疑是"止"字之误。更发热而烦躁也。⑩

脉浮，宜以汗解，用火灸之，邪无从出，因火而盛，汗郁成湿，湿热下坠。腰以下必重而痹⑪，名曰火逆。⑫

脉浮，热甚，反灸之，此热甚，本气盛，为实。灸法本治虚。实以虚治，因火而动，必伤津咽燥，伤血，吐血。⑬

微数之脉，为血少有火，慎不可灸。因火为邪⑭，脉外为虚道，火入其中为追虚，脉中为实道，火入其中为逐实，内外相迫，血散脉中。火气虽

---

① 圊：《伤寒论》作"清"。
② 《伤寒论》第114条。
③ 火：此下《伤寒论》有"迫"。
④ 起卧：《伤寒论》作"卧起"。
⑤ 《伤寒论》第112条。
⑥ 《伤寒论》第119条。
⑦ 《伤寒论》第118条。
⑧ 营气微也：此下《伤寒论》有"其脉浮，而汗出如流珠者，卫气衰也"。
⑨ 流：《伤寒论》作"留"。
⑩ 见《伤寒论》辨脉法第一。
⑪ 腰以下必重而痹：此上《伤寒论》有"病从"。
⑫ 《伤寒论》第116条节录。
⑬ 《伤寒论》第115条。
⑭ 因火为邪：此下《伤寒论》有"则为烦逆"。

微，内攻有力，焦骨伤筋，血难复也。①

◎痉湿暑证

太阳病，痉、湿、暑三证，宜应别论，以伤寒所致与伤寒相似，故此见之。②

痉证

太阳病，发汗太多，伤津而燥，因致痉。脉道干涩不开。脉沉而细，阳盛于外。身热，气从于上。足寒，太阳经脉，因燥而缩，头项强急，毛孔开发不收。恶寒，阳浮于上，时头热面赤，目脉赤，阳动于上，独头面摇，太阳脉急。卒口噤，背反张者，痉病也。③

太阳病，其证备，身体强，几几然，脉应浮数，脉反沉迟，是脉道干涩不开也。此为痉，栝楼桂枝汤主之。④此太阳痉也。

太阳病，无汗，应小便多而小便反少，是津液干涸。气上冲胸，是胃阴不足，胃阳不降而上逆。口噤不能语，是阳明筋燥，牙关紧闭。欲作阳明刚痉，葛根汤主之。⑤此阳明痉也。

太阳病，发热无汗，反恶寒者，名曰刚痉。太阳病，发热汗出，不恶寒者，名曰柔痉。⑥刚痉，葛根汤主之；柔痉，栝楼

---

① 《伤寒论》第116条节录。
② 见《伤寒论》辨痉湿暍脉证第四。
③ 见《伤寒论》辨痉湿暍脉证第四。
④ 见《金匮要略》痉湿暍病脉证第二。
⑤ 见《金匮要略》痉湿暍病脉证第二。
⑥ 见《金匮要略》痉湿暍病脉证第二。

桂枝汤主之①。

痉病皆风燥经脉所致。有汗属太阳，太阳为寒水之经，本多水，故有汗，水性柔，故曰柔痉；无汗属阳明，阳明为燥金之经，本多燥，故无汗，金性刚，故曰刚痉。然风之来，皆由太阳受之，故皆属太阳病。亦有不因风寒者，由津虚血少所致，属内因，不在此列。惟内因者，必无背反张也。内因者当滋阴，复脉汤法。

湿病

病者一身尽痛，腠理不通，故痛。发热，日晡所剧者②，日晡乃阳明火入太阴之时，太阴郁热得火益甚，故剧。此病伤于汗出当风，风闭元府，汗不得出，留于腠理，或久伤寒冷③所致也。④

风湿⑤为病，风湿相搏于腠理之内，则脉阴尺阳寸俱浮，自汗出，卫气团⑥于阴道中，则身重多眠，湿阻气道，睡，鼻息必鼾，语言难出。此应汗解。若被下者，肝阳不升，盖土湿者，木已下郁。复下之，木从下达，不得上升，下不升者上必不降，而小便不利，目为肝窍，肝气不上，目睛不转而直视，肺气不降，小便不利，有亦不自知而失溲。若被火，心阳不降，火为土母，土为火子，湿土有余，子令母实。心火已盛，得外火而益热，湿热交蒸。微发黄色，剧则

---

① 此句16字原文未见，疑作小字。
② 剧者：此下《伤寒论》有"此名风湿"。
③ 寒冷：《金匮要略》作"取冷"。
④ 见《伤寒论》辨痉湿暍脉证第四。
⑤ 风湿：《伤寒论》作"风温"。
⑥ 团：通"抟"。

心液不通，结而成痰，痰闭心窍则如惊痫，时瘛疭①。抽掣也。

问曰：值天阴雨不和②，风湿相搏，一身尽痛，法当汗出而解。医云此可发汗，汗之病不愈者，何也？答曰：发其汗，汗大出者，但风气去，湿气在，是以不愈也。若治风湿者，发其汗，但微微似汗出者，风湿俱去也。①

伤寒八九日，风湿相搏，身体痛不能自转侧，寒湿在表也。不呕不渴，里无热也。脉浮虚，阳不固也。而涩，身痛，湿滞之也。桂枝附子汤主之。若其人大便硬，是湿不在里。小便自利者，是湿不在下。去桂加白术汤主之。④

桂枝附子汤

桂枝四两　附子三枚，炮⑤　炙草二两　大枣十二枚　生姜三两

上五味，以水六升，煮取三升，去滓，分温三服。

桂枝附子去桂加白术汤

前方去桂枝，加白术四两，余同前法。

风湿相搏，骨节烦疼，掣痛，不得屈伸⑥，湿闭于外也。汗出短气，小便不利，湿闭于内也。恶风寒不欲去衣，或身微肿者，表有风也。甘草附子汤主之。⑦

---

① 时瘛疭：此下《伤寒论》第6条有"若火熏之，一逆尚引日，再逆促命期"。
② 值天阴雨不和：此6字《伤寒论》《金匮要略》在"法当汗出而解"下。
① 见《伤寒论》辨痉湿暍脉证第四，《金匮要略》痉湿暍病脉证第二。
④ 《伤寒论》第174条。
⑤ 炮：原文作"泡"，据文意改。
⑥ 不得屈伸：此下《伤寒论》"近之则痛剧"。
⑦ 《伤寒论》第175条。

风湿，脉浮，身重，是湿。汗出恶风者，是风。防己黄芪汤①主之。②

防己黄芪汤

防己　黄芪　甘草　白术　生姜　大枣

上六味，以水六升，煮取三升，去滓，温服一升，日三服。初服得微汗则解，能食，汗复烦者服三合。

太阳病，关节疼痛而烦，湿流关节也。脉沉而细③者，有湿无风，故不浮大也。此名湿痹④，湿着不行也。湿痹其人⑤，水道闭塞，不归膀胱，小便不利，湿濡脾弱，大便反快，但当利其小便。⑥

湿家之为病，一身尽痛⑦，腠理闭塞，不通则痛也。发热，身色如熏黄。⑧湿郁成热也。

湿家，但头汗出，头以下为湿闭也。背强，背为阳位，湿为阴邪，阳气为阴湿所阻也。欲得覆被向火。阴在外，阳在内也，当从汗解。若下之⑨，反抑其在下之阳，则哕而且胸满，气闭于内，不得消也。小便不利⑩，上气不通，则下气不降也。舌上如胎者，以丹田阳气闭而有热，故小便不利。胸中⑪阴

---

① 防己黄芪汤：原文作"防己茯苓汤"，据《金匮要略》改。
② 见《金匮要略》痉湿暍病脉证第二。
③ 细：此下《金匮要略》有小字"一作缓"。
④ 痹：此下《金匮要略》有小字"《玉函》云中湿"。
⑤ 其人：《金匮要略》作"之候"。
⑥ 见《金匮要略》痉湿暍病脉证第二。
⑦ 痛：此下《金匮要略》有小字"一云疼烦"。
⑧ 见《金匮要略》痉湿暍病脉证第二。
⑨ 之：此下《金匮要略》有"早"。
⑩ 不利：此下《金匮要略》有小字"一云利"。
⑪ 中：《金匮要略》作"上"。

气停而有寒。故舌如胎。渴欲饮水①，下有热也。而不欲饮，中有寒也。但口烦燥②也。③

湿家下之，额上汗出，微喘，在上、在外之阳散也。小便利④者，在下、在内之阳脱也。死。下利不止者，亦阳脱于下也。亦死。⑤寒湿盘踞于中焦，阳气不相维于上下。下之以泄其下焦肾阳，则上心阳亦不能独存，故有此上下内外并脱之患也。

湿家，病身上疼痛，发热面黄而喘，头痛鼻塞而烦，其脉大，自能饮食，腹中和无病，病在头中寒湿，湿气从鼻入脑，闭其清窍也。故鼻塞。内药鼻中，取嚏嚏，而愈⑥。⑦元牝从来，复得其往。气出于脑，即不干邪，六气皆然，不独湿也。

暑证

太阳中暑⑧，身热疼重而恶寒⑨，脉微弱，此以夏月阳气本在外，以其人沐浴伤冷水，水行皮中，阳气不得伸，所致也⑩。⑪

太阳中暑者，发热恶寒，身重而疼痛，其脉或沉⑫细，或芤

---

① 饮水：《金匮要略》作"得饮"。
② 烦燥：《金匮要略》作"燥烦"。
③ 见《金匮要略》痉湿暍病脉证第二。
④ 利：此下《金匮要略》有小字"一云不利"。
⑤ 见《金匮要略》痉湿暍病脉证第二。
⑥ 愈：此下《金匮要略》有小字"《脉经》云病人喘而无'湿家病'以下至'无喘'十三字"。
⑦ 见《金匮要略》痉湿暍病脉证第二。
⑧ 中暑：《金匮要略》作"中暍"，下条同。
⑨ 恶寒：《金匮要略》无。
⑩ 所致也：此下《金匮要略》有"一物瓜蒂汤主之"。
⑪ 见《金匮要略》痉湿暍病脉证第二。
⑫ 沉：《金匮要略》作"弦"。

迟。小便已，洒洒然毛耸，手足逆冷，卫气寒也。小有劳身即热，口开前①板齿燥。营气热也。惟气卫气寒，故若发汗则恶寒甚，惟其营气热，故加温针则发热甚，下之则心营之热陷于小肠而成淋②。③此条总是卫寒营热。盖夏月人气在络，营气自热，伤于冷水，卫气因寒也。

太阳中阴暑④，其人汗出恶寒，身热而渴也⑤。⑥

暑月风邪中人为阴暑，不曰中风而曰中暑者，以风中挟暑气也，宜十味香薷饮，清暑益气汤等法治之。

◎太阳篇总注

仲景伤寒，太阳法最多，每出《素问》外。盖《素问》所言一日之太阳，专以元府受邪言，太阳属皮毛。仲景所论屡日之太阳，兼口鼻受邪言，太阳属胸中，凡膈上之位皆然，《素问》所谓"前曰广明"之地也。其中有胃管，属阳明；有膈膜，属少阳。有心肺，有宗筋。宗筋内有心管，通小肠；有肺管，通大肠。有冲任脉，有出入心肺之血管，处处皆能受邪，仲景皆属之太阳。

如桂枝、麻黄两法，太阳一营一卫之正病也。葛根汤，则阳明矣。《少阳篇》中有柴胡桂枝干姜汤，热侵膈膜兼少阳矣。大青龙汤，热侵胃管矣。小青龙汤，寒侵心管矣。十枣

---

① 开前：《金匮要略》作"前开"。
② 淋：此下《金匮要略》有"甚"。
③ 见《金匮要略》痉湿暍病脉证第二。
④ 中暑：《金匮要略》作"中热"，此下有"暍，是也"。
⑤ 身热而渴也：此下《金匮要略》有"白虎加人参汤主之"。
⑥ 见《金匮要略》痉湿暍病脉证第二。

汤，水蓄肺管矣。大小陷胸汤，热结肺管矣。泻心汤，寒侵肺管，热闭心管。旋覆代赭汤，寒结心管矣。大黄黄连泻心汤，心热移血海矣。抵当汤，血瘀冲任矣。麻黄连翘赤小豆汤，血蓄脉管矣。寒者，外加之客气；热者，本身营卫之气也。

伤寒法眼卷之二①

阳明篇②

◎阳明脉证上

阳明之为病，胃家实③是也。④此阳明与《热论》不同，《热论》以肌肉言，此以胃腑言也。

问曰：阳明胃实病，外证云何？答曰：身热，阳气盛也。汗自出，热气蒸也。不恶寒，邪不在表。反恶热也。⑤热在内。太阳中风，亦身热汗出。但太阳恶寒，阳明反恶热。

阳明病，脉浮而紧者，热溢于肌外则浮，热促于络中则紧。太阳伤营，脉亦浮紧。但太阳身常热，阳明不常热。必潮热发作有时。日晡时也。阳明为老

---

① 卷之二：原作"卷下"，为与前体例同而改。
② 阳明篇：原书无，据原书目录补。
③ 实：此下《伤寒论》有小字"一作寒"。
④ 《伤寒论》第180条。
⑤ 《伤寒论》第182条。

阳，日晡亦老阳时故也。但浮而不紧者，阳道热盛，必盗汗出。①寐则阳道之气入于阴道，气盛，热入蒸其阴道，而汗出也。

伤寒三日，阳明脉大。②阳明气血俱多，脉应其象也。

脉浮而大，心下反硬，身③热。胃实病矣。然胃实有因胃自热而实者，有脾移热于胃而实者。一属胃腑，一属脾脏，不同也。若属脾脏者，太阴下法，攻之不令发汗。若属胃腑者，胃热伤津，不令溲数，更竭其津液以致。便硬④，仍当汗解。汗多则热⑤泄而愈，汗少则热不泄，则内燥胃津，津少必便难，胃热久蓄，势必传于脾，虽非脏，亦可攻。但脉迟，是脾虚，尚未可攻。⑥必脾胃俱热，乃可攻也。

此条论属胃属脾两证，但言治法，未言辨证。按属脾属胃之辨，在能食不能食。能食属胃，不能食属脾。见下"阴结阳结"条中。

伤寒呕多，胃口有风，有水不定。虽有阳明胃实症⑦，不可攻。⑧恐反引邪入里也。

阳明胃实病，自汗出。若发汗，伤津液，小便自利，热不在脏也。此为津液内竭，大便⑨虽硬，是胃燥非脾热，不可攻之。当须津液还入胃中，自欲大便，不必攻之，宜蜜⑩导以而通之。若土瓜根及与大猪

---

① 《伤寒论》第201条。
② 《伤寒论》第186条。
③ 身：《伤寒论》作"有"。
④ 便硬：《伤寒论》作"溲数则大便硬"。
⑤ 热：据《伤寒论》，疑作大字原文。
⑥ 见《伤寒论》辨脉法第一。
⑦ 症：《伤寒论》作"证"。
⑧ 《伤寒论》第204条。
⑨ 大便：《伤寒论》无。
⑩ 蜜：此下《伤寒论》有"煎"。

胆汤，可为导。①

阳明_{胃实}病，心下硬满，_{腹不满，热在胃，不在脾者}，不可攻之。攻之，_{伤其脾}，利遂不止者，_{脾绝}，死。利止者，_{胃热去而脾不伤}，愈。②

阳明病，本自汗出。医更重发汗，_{表病已瘥}，尚微烦不了了者，_{此必表解而里不和}，大便硬故也。以亡津液，胃中干燥，故令大便硬。当问其小便日几行，若本小便日三四行，今日再行，故知大便不久出。何以知之？今为其小便_{之次}数少，以津液_{不从小便行}，当还入胃中，故知不久必大便也。③

蜜煎方

蜜_{七合}

上一味，于铜器内煎凝如饴状，搅之勿令焦着，欲可丸，并手捻作挺④，令头锐，大如指，长二寸许。当热时急作，冷则硬。以纳谷道中⑤，欲大便时乃去之。

猪胆汁方

大猪胆一枚，捣汁，加醋少许，以灌谷道中。如一食顷，当大便，出宿食恶物，甚效。

问曰：病有得之一日，不发热而恶寒者，何也？答曰：虽得之一日，恶寒将自罢，即自汗出而发⑥热也。⑦此阳明受邪，或从经

---

① 《伤寒论》第233条。
② 《伤寒论》第205条。
③ 《伤寒论》第203条。
④ 挺："梃"之俗字，劲直之貌。
⑤ 以纳谷道中：此下《伤寒论》有"以手急抱"。
⑥ 发：《伤寒论》作"恶"。
⑦ 《伤寒论》第183条。

穴入，或从口鼻入，不在元府，故不即发热。以有寒邪，故仍恶寒。而阳明为两阳合明之地，阳气至盛，寒虽入而易化，故不久寒自化热，汗出而发热也。

问曰：恶寒何故自罢？答曰：阳明居中，土①也。万物所归，无所复传。始虽恶寒，二日自止，此为阳明病也。②此申上条之义。

问曰：太阳缘何③而得阳明病？答曰：太阳病，若发汗、若下、若利小便，亡津液，胃中干燥，因转属阳明④。胃⑤实，大便难，此名阳明也。⑥

阳寸脉⑦微而汗出少者，为自和⑧也。汗出多者，为太过。阳脉实，因发其汗出多者，亦为太过。凡汗太过为阳实⑨于里，亡津液，有液则气化，无液则气不化。不化则结而为阳实，亡津液所致。大便因之而硬也。太阳病汗少则从太阳解，汗多则转为阳明，伤津也。本太阳病，初得时发其汗，汗先出不彻，彻，止也。因转属阳明也。⑩

伤寒转属⑪阳明，胃实者，其人濈然微汗出也。⑫热蒸故汗出，津少故汗微。

---

① 土：此上《伤寒论》有"主"。
② 《伤寒论》第184条。
③ 太阳缘何：《伤寒论》作"何缘"。
④ 因转属阳明：此下《伤寒论》有"不更衣"。
⑤ 胃：《伤寒论》作"内"。
⑥ 《伤寒论》第181条。
⑦ 阳脉：《伤寒论》作"脉阳"。
⑧ 和：此下《伤寒论》有小字"一作如"。
⑨ 实：《伤寒论》作"绝"。
⑩ 《伤寒论》第245，185条节录。
⑪ 属：《伤寒论》作"系"。
⑫ 《伤寒论》第188条。

伤寒发热无汗，本属太阳，今一变而为呕不能食，而反汗出濈濈然者，热移于胃，胃热升于里而呕不能食，蒸于外而汗濈濈然。是转属阳明也。①上条是已成阳明之病形，此条是初成阳明之病机也。

太阳病，寸缓、关浮、尺弱，脾阳虚之脉也。其人本发热汗出，汗出表解，不应恶寒。今复恶寒，是其恶寒不因表邪而因里虚，何以见之？不呕，是胃气不升。但心下痞者，是脾阳不运。此医下之致其脾胃皆虚也。如下之而不下者，不成脾胃两虚而转成脾虚胃实。病人不恶寒，无表邪也。而渴者，有胃热也。此转属阳明也。盖阳气随下药而退入胃中，胃中津液受伤，胃燥反不得下。然燥在胃而虚在脾，脾虚不能游溢水精而输于上，水必直趋下焦而小便数，小便数者大便必硬，凡大便硬属脾虚者，必苦满痛，不大便②十日，不满不痛，无所苦也。是胃燥非脾热，渴欲饮水，胃燥也。可少少与之，以滋其胃。但以法运脾布水以救之。宜五苓散③。④五苓散提举脾阳，即以敷布水精。敷布水精，即以还滋胃燥。救脾即救胃燥，一举而两得矣。

伤寒脉浮缓，手足不热而自温者，系在太阴⑤湿盛。太阴湿盛者，身当发黄。若小便利⑥，湿有所去，不能发黄。至七八日，大便硬者，湿从燥化，为阳明胃实病也。⑦

问曰：病有阳结阴结，何以别之？答曰：其脉浮而数，能食，不大便者，胃中热也。此为胃⑧实，名曰胃阳结热也。期十七日

---

① 《伤寒论》第185条节录。
② 大便：《伤寒论》作"更衣"。
③ 宜五苓散：此上《伤寒论》有"渴者"。
④ 《伤寒论》第244条。
⑤ 系在太阴：此上《伤寒论》有"是为"。
⑥ 利：此上《伤寒论》有"自"。
⑦ 《伤寒论》第187条。
⑧ 胃：《伤寒论》无。

当剧。其脉沉迟，不能食，身①重，脾中热伏，大便反硬，名曰脾阴结热也。期十四日当剧。②胃结宜和以小承气，脾结可攻以大承气。

阳明胃实病，脉迟，汗出多，微恶寒者，表未解也。胃虽实，可发汗，宜桂枝汤。③汗出多者，卫中汗；可发汗者，营中汗也。

阳明胃实病，脉浮，无汗而喘者，毛孔不开，肺气不利。发汗则愈，发卫中汗也。宜麻黄汤。④

脉浮而迟，面热赤而战惕者，六七日当汗出而解⑤。脉迟为无阳，不能作汗，其身必痒。⑥

此条是邪中于面者，《素问》所谓"中于面则下阳明"者也。脉迟者，其人胃气素虚，故邪得以中其面，面属阳明也。浮为有风，面有风，风与火搏，故面热而赤。阳虚而怯，故战惕且难作汗，至六七日汗始出。然当未出之时，汗走于皮肤间，必作痒也。

阳明病，法多汗，阳明津液多也。反无汗，其身如虫行皮肤中⑦，此久虚汗欲出不得出，而走动于皮肤中故也。⑧

阳明膺胸病，反无汗，身不受邪也。而小便利，腹不受邪也。二三日呕，膺胸寒邪化水停于胃也。而咳，水射肺也。手足厥逆⑨者，必苦头

---

① 身：《伤寒论》作"身体"。
② 见《伤寒论》辨脉法第一。
③ 《伤寒论》第234条。
④ 《伤寒论》第235条。
⑤ 六七日当汗出而解：此下《伤寒论》有"反发热者，瘥迟"。
⑥ 见《伤寒论》辨脉法第一。
⑦ 皮肤中：《伤寒论》作"皮中状者"。
⑧ 《伤寒论》第196条。
⑨ 逆：《伤寒论》无。

痛。胃气本出头面诸窍，胃口有水，故手足冷，水压胃气不能上头面，而头痛也。若不咳、不呕、手足不厥者，胃口无水，胃阳能上达，头亦不痛①。②

阳明头面中风③病，但头眩，身不受邪，止在头也。不恶寒。头为诸阳之会，故不畏寒。故能食，邪不在胃腑也。而咳，其人必咽痛④，风火搏于咽喉也。如不咳，风火不搏，咽亦不痛⑤。⑥

阳明病，口燥但欲漱水，不欲咽者，此阳明面上血络中风，必衄血⑦。⑧

脉浮，发热，口干鼻燥，热在络，能食者，热不在胃，则衄。⑨

伤寒四五日，脉沉而喘满。喘满脉浮，气在膈上，属表。沉为在膈下。属里，而反发其表之汗，津液越出，里热必结。大便为难。表虚里实，久则谵语。⑩内结燥屎也。

发汗多，若重发汗者，亡其阳。营汗多则亡阴，卫汗多则亡阳。谵语，出于少阴。脉短者，阳无根也。死。脉自和者，阳不离根，不死。⑪

谵语、直视⑫、喘满者，阳上脱也。死，下利者，阳下脱也。

---

① 痛：此下《伤寒论》有小字"一云冬阳明"。
② 《伤寒论》第197条。
③ 中风：《伤寒论》无，疑小字注文误入。
④ 必咽痛：《伤寒论》作"咽必痛"。
⑤ 痛：此下《伤寒论》有小字"一云冬阳明"。
⑥ 《伤寒论》第198条。
⑦ 必衄血：《伤寒论》作"此必衄"。
⑧ 《伤寒论》第202条。
⑨ 《伤寒论》第227条。
⑩ 《伤寒论》第218条。
⑪ 《伤寒论》第211条。
⑫ 谵语、直视：《伤寒论》作"直视、谵语"。

亦死。①

夫邪实则谵语，正虚则郑声。郑声，重语也。②一语而再三言之耳，非妄言，乃神不守也。

阳明病，下血，谵语者，为热入血室。血热妄行，故下血。血属阴，阴不得静，故谵语。刺期门③，足太阴、厥阴、阴维之会。随其实而泻之，濈然，微貌。汗出则愈。④营中热泄也。

蓄血症何以但头上有汗？蓄血者，阴脉不通。头上无阴脉，无阴脉之处自通也。

妇人中风，发热恶寒，邪本在表。经水适来七八日，血道空虚。热除而脉迟，身凉，热去脉外而入⑤脉中也。胸胁下满，如结胸状，脉络不通而胀也。谵语者，此为热入血室也。刺期门，阴脉会穴。随其实而泄⑥之。⑦

妇人伤寒发热，经水适来，昼则了了⑧，暮则谵语，如见鬼状者，日暮阳气入⑨阴，阴中有阳，两阳并争，阴不得静也。此为热入血室。无犯胃气，及上下二焦⑩，必自愈。⑪邪乘虚人⑫于营道，必血足而后邪

---

① 《伤寒论》第210条节录。
② 《伤寒论》第210条节录。
③ 刺期门：此上《伤寒论》有"但头汗出者"。
④ 《伤寒论》第216条。
⑤ 入：原作"人"，据文意改，形近而误。
⑥ 泄：《伤寒论》作"取"。
⑦ 《伤寒论》第143条。
⑧ 昼则了了：《伤寒论》作"昼日明了"。
⑨ 入：原作"人"，据文意改，形近而误。
⑩ 上下二焦：《伤寒论》作"上二焦"。
⑪ 《伤寒论》第145条。
⑫ 入：原作"人"，据文意改，形近而误。

去。惟食能生血，胃气存乃能食。从上焦发汗，从下焦攻下，皆伤胃气，故皆当禁。

◎阳明脉证下

阳明胃腑中风，口苦咽干，腹满口为胃窍，咽为胃门，腹为胃室。干苦者风燥之，满者风鼓之也。微喘，发热恶寒，胃阳不通也。脉浮，风也。而紧。欲传脾也。若下之，则入脾而腹满，脾得风而胀，不能行津液而小便难也。①

阳明胃腑中风，脉浮大弦②，胃风入脾也。而短③，腹部④满，胁下及心痛，久按之气不得通，脾被风胀，不得动也。鼻干，脾不得行津液而输于肺也。不得汗，风不出也。嗜卧，一身及面⑤目皆⑥黄，水困于脾也。小便难，脾不行水，水不下流也。有潮热，时时哕，三焦水郁火也。耳前后肿，少阳气壅也。刺之小瘥，此句紧顶上句，经气得刺暂通也。此外各症不解。病过十日，脉弦⑦浮者，风出少阳也。与小柴胡汤。脉但浮，无别样余症⑧者，风出太阳也。与麻黄汤。若过十日⑨不尿，腹加满加⑩哕，是脾全无动机，水势日盛也。不治。⑪

---

① 《伤寒论》第189条。
② 浮大弦：《伤寒论》作"弦浮大"。
③ 短：此下《伤寒论》有"气"。
④ 部：《伤寒论》作"都"。
⑤ 面：《伤寒论》无。
⑥ 皆：《伤寒论》作"悉"。
⑦ 弦：《伤寒论》作"续"。
⑧ 症：《伤寒论》作"证"。
⑨ 过十日：《伤寒论》无，疑涉上衍。
⑩ 加：据《伤寒论》，疑作大字条文。
⑪ 《伤寒论》第231、232条。

阳明胃腑病①，若能食，是伤卫。名中风。不能食，是伤营。名中寒。②风寒同气，因浅深而别其名。

阳明胃腑病，若中寒不能食，胃寒传脾，脾阳伤，不转谷故也。小便不利，脾不行水也。手足濈然汗出，脾主四肢，阳气不周而汗出也。此欲作固瘕，必大便初③硬，物不化也。后溏，水不分也。所以然者④，以胃中冷，水谷不别故也。⑤谷不别，故先硬；水不别，故后溏。甚则固瘕也。

阳明胃腑病，不能食，胃中以有营气，故能消化谷食，营气被寒气所郁，故不能食而似有热。攻其热，助其邪气之寒，愈激营气之热。必哕⑥。以其人本胃阳受伤，虚，是火被水郁，因虚致热。故攻其热必哕。若胃中虚冷，不能食者，饮水必哕。⑦

阳明胃腑病，脉迟，腹满⑧，是脾虚。食难用饱，脾不转谷也。饱则微烦头眩，谷气熏蒸也。必小便难，脾不行水也。此欲作谷疸⑨，虽下之，腹满如故。所以然者，脉迟，是脾虚，非胃实。故也。⑩

伤寒脉迟六七日，而反与黄芩汤彻其热。脉迟为寒，脾阳不藏，移于胃，似胃热而实脾寒。今与黄芩汤复除其热，腹中应冷，当不

---

① 病：此上原有"中风"，据《伤寒论》及文意删，衍。
② 《伤寒论》第190条。
③ 初：原书无，据《伤寒论》补。
④ 所以然者：原书无，据《伤寒论》补。
⑤ 《伤寒论》第191条。
⑥ 必哕：此下《伤寒论》有"所以然者，胃中虚冷故也"。
⑦ 《伤寒论》第194条。
⑧ 腹满：《伤寒论》无。
⑨ 疸：《伤寒论》作"瘅"。
⑩ 《伤寒论》第195条。

能食。今反能食，此脾阳越出于胃，名除中，中焦阳除也①。必死。②

阳明胃腑伤于冷饮，病，初水始入胃，谷气未伤，欲食，水多，应小便利，大便溏，今小便反不利，大便又不溏而仍自调，知谷气强，其人骨节疼，翕然③如有热状，是谷气与寒气交争于胃，阳明主束筋骨，筋骨应之而疼也。奄然④发狂，汗出⑤而解者，此水不胜谷气，水气因与谷气化为汗⑥而出翕然热奄然狂者，谷气之热发动也，汗出则散矣。脉紧是其候也，阳搏其阴故紧，紧脉见则愈。若脉迟，是阳气不足，初虽欲食，至六七日，不欲食，谷气不胜水气也。此为晚发，水停故也。或为固瘕，或为谷疸，所发不定，要之水在为未解，食自可者，谷气不败，为欲解。⑦

伤寒，大吐、大下之极，虚极复汗⑧，中气不足，反觉外气怫郁⑨，以其怫郁，复与之水以发其汗，因哕。所以然者，胃中虚冷⑩，气不能聚于内，故也。⑪

阳明病欲解时，从申至戌上。⑫

---

① 中焦阳除也：原作大字，据《伤寒论》及文意改作小字。
② 《伤寒论》第333条。
③ 翕然：《伤寒论》作"翕翕"。
④ 奄然：忽然。
⑤ 汗出：此上《伤寒论》有"濈然"。
⑥ 与汗：此下《伤寒论》有"共并"。
⑦ 《伤寒论》第192条。
⑧ 大吐、大下之极，虚极复汗：《伤寒论》作"大吐、大下之，极虚，复极汗"。
⑨ 外气怫郁：此上《伤寒论》有"其人"。
⑩ 虚冷：《伤寒论》作"寒冷"。
⑪ 《伤寒论》第380条。
⑫ 《伤寒论》第193条。

◎栀子豉汤证

阳明_{胃口风病，}脉浮，_{风在膈上也。}而紧，_{胃气与风搏也。}咽燥口苦，_{胃风扇动心火也。}腹满，_{胃气为风遏抑，不通也。}而喘，_{胃气欲达，不得达也。}发热汗出，不恶寒反恶热，_{胃热盛也。}身重。_{阳明主束筋骨而利机关，胃气不行，故机关不利也。少阴亦身重，但少阴病在督脉，必腰无力，阳明病在四肢，腰有力。以此为辨。}若发汗，伤心液则躁①，心愦愦②而③谵语。_{此谵语出于心，当喜乐而非怒詈。}若加烧针④，引动心火，心怵惕⑤，_{心阳散失也。}烦躁不得眠。_{心肾不交也。}若作燥矢而误下之，胃中空虚，_{不能拒在上之客邪，}客气_{本在贲门之上，未过膈。误下之而空其胃，遂乘虚而下，}动膈。凡以上诸症，但见⑥心中懊憹，舌上苔者，栀子豉汤主之。⑦

若渴欲饮水，口干舌燥者，_{是贲门上之热移于胃中，胃津干涸，胃阴不降也。}白虎加人参汤主之。⑧

若脉浮，发热，渴欲饮水，_{是胃口移热于心也。}小便不利，_{心又移热于小肠也。}猪苓汤主之。⑨_{此于上二条是栀豉汤变法。上条是贲门之热下移于胃，此条是贲门之热上移于心。}

发汗、吐下后，胃虚烦_{木火乘之也。}不得眠，_{胃不和也。}若剧者，

---

① 躁：原作"燥"，据《伤寒论》改。
② 愦愦：昏乱。
③ 而：《伤寒论》作"反"。
④ 烧针：《伤寒论》作"温针"。
⑤ 心怵惕：心，《伤寒论》作"必"。怵惕，恐惧警惕。
⑥ 但见：《伤寒论》无，疑为小字注文。
⑦ 《伤寒论》第221条。
⑧ 《伤寒论》第222条。
⑨ 《伤寒论》第223条。

必反覆颠倒，心中懊侬，相火与君火相争，不得安也。栀子豉汤主之。若少气者，烦极必伤气也。栀子甘草豉汤主之。若呕，胃虚热入，虚热相搏为呕也。栀子生姜豉汤主之。①

发汗热在表，若下之，反攻其里，而发②烦热。胸中窒者，热气乘虚入于胃也。栀子豉汤主之。③

下④后更烦，按之心下濡者，无物可知，为胃中空虚，无有形之物，多无形之火而发烦也，宜栀子豉汤。⑤

阳明胃口病，本应吐而下之，上焦之热，下不能去，故热仍在。其外有热，手足温，是胸中之热未散也，当作结胸。今不结胸，心中懊侬，胃口之热上加于心，心火不安也。饥，胃中无物也。不能食，胃口有邪，邪热不消谷也。但头汗出，热气上蒸于头也。栀子豉汤主之。⑥

伤寒五六日，胃上下皆热，大下⑦后，贲门下之热已去，贲门上之热不为下解。身热不去，心中结痛者，贲门上之热未解⑧也，栀子豉汤主之。⑨

栀子豉汤

栀子十四枚　　香豉四合绵裹

上二味，以水四升，先煮栀子约二升半，纳豉，煮取升

---

① 《伤寒论》第76条节录。
② 发：《伤寒论》无。
③ 《伤寒论》第77条。
④ 下：此下《伤寒论》有"利"。
⑤ 《伤寒论》第375条。
⑥ 《伤寒论》第228条。
⑦ 大下：此下《伤寒论》有"之"。
⑧ 热未解：《伤寒论》作"未欲解"。
⑨ 《伤寒论》第78条。

半,去滓①,分二服。温进一服,得吐,止后服。

栀子甘草豉汤

本方加甘草二两,余同前法。

栀子生姜豉汤

本方加生姜五两,余同前法。

此上焦涌泄之剂也。病不在身躯,不当汗;不在胃腑,不当下。栀子苦能泄热,寒能胜热,豆豉香浮上行,一吐而病解矣。

伤寒_{胃实},医以丸药大下之,_{中焦里热去而反寒,上焦表热在而仍热},身热不去,微烦者,栀子干姜汤主之。②

伤寒下后,心烦腹满,卧起不安者,栀子厚朴汤主之。③

栀子干姜汤

栀子_{十四枚}　干姜_{二两}

上二味,以水三升,煮取一升半,去滓,分二服,温进一服。

栀子厚朴汤

栀子_{十四枚}　厚朴_{四两}　枳实

余同前法。

按,栀子屈曲下行,下不是吐药,唯豆豉腐气上熏心肺,能令人吐。此二方,一去豉用姜,取其横散;一去豉用枳朴,取其下泄。皆栀豉汤变法。下又有栀子檗皮汤,并非吐法。

---

① 滓:原作"楂",据《伤寒论》改。
② 《伤寒论》第80条。
③ 《伤寒论》第79条。

伤寒发黄①者，胃热移于心也，栀子柏皮汤主之。②

栀子柏皮汤

栀子十五枚　甘草二两　黄柏

上三味，以水四升，煮取一升半，去滓，分温再服。

阳明病，无汗，热不得泄也。小便不利，心中懊侬，热移于心也。身必发黄。③

上条言伤寒发黄，未言阳明，亦未言其故，此补言之。

阳明胃热病，被火，劫其心液。额上微汗出，额为心部也。而小便不利者，心气不降也。必发黄。④

阳明表热病，面合赤色⑤，不可下⑥之。下之，热汗不出，闭于肌肤中，必发黄⑦，小便不利也。⑧

太阳发黄有二法：但头汗出、小便不利，为热郁元府，麻黄连翘汤汗之；小腹硬、小便自利，为瘀蓄膀胱，抵当汤下之。阳明发黄有二法：但头汗出，小便不利，腹满，为胃热移脾，茵陈大黄汤下之；身热懊侬，小便不利，为胃热移心，栀子柏皮汤清之。

凡用栀子汤，病人旧微溏者，不可与服之。⑨栀子为上焦热用，脾虚者忌之。

---

① 发黄：《伤寒论》作"身黄发热"。
② 《伤寒论》第261条。
③ 《伤寒论》第199条。
④ 《伤寒论》第200条。
⑤ 赤色：《伤寒论》作"色赤"。
⑥ 下：《伤寒论》作"攻"。
⑦ 必发黄：《伤寒论》作"必发热，色黄者"。
⑧ 《伤寒论》第206条。
⑨ 《伤寒论》第81条。

◎瓜蒂散证

病如桂枝证，如其发热也而头不痛，项不强，邪不在身形而在胸中也。寸脉微浮，胃阳与胸中邪争也。胸中痞满①，胃阳欲升不得升也。气上冲咽喉不得息者，此为邪中于膺，犯胃上膈。胸中有寒，胃阳不达也。当吐之，升胃阳以散上寒，宜瓜蒂散。②

病人手足厥冷，胃阳不外达也。脉乍紧者，胃阳与寒邪相搏也。邪结在胸中，心下满而烦，胃阳郁积，欲出不得出也。饥，胃中反多火也。不能食者，胃上有寒，胃口不和也。病在胸中，当吐之，宜瓜蒂散。③太阳结胸，硬满痛为有形，宜下；阳明结胸，痞满不痛为无形，宜吐。

少阴证④，心肾相通之管，有客气。饮食入口，客气内动。则吐。心中温温，气有余，便为热也。欲吐，复不能吐。有气无物故也。始得之，手足寒，脉弦迟者，君火为外寒所伏也。此胸中心肾相通之管，无形之气郁而实，非胃中有形之物实。不可下也，当吐之。若膈上有寒饮，干呕者，不可吐也。心温是有火不得宣，膈寒是无火不能振也。当温之，宜四逆汤。⑤

此少阴非肾，乃心肾相通之管，吸气之道路，非食物之道路。心为手少阴，肾为足少阴，此管上通心、下通肾，故得以少阴名之。此管气壅，则呼吸不通，吐之所以通其呼吸也。

---

① 满：《伤寒论》作"硬"。
② 《伤寒论》第166条。
③ 《伤寒论》第355条。
④ 证：《伤寒论》作"病"。
⑤ 《伤寒论》第324条。

瓜蒂散

赤小豆　瓜蒂熬黄各等份

二味，别捣筛为散，合治之。取一钱匕①，以香豉一合，用热汤七合，煮作稀粥②糜，去滓，取汁和散，温顿服。不吐，少少加。得快吐乃止。诸亡血及虚家，不可与之。

瓜蒂得春升之机，赤小豆为心家之谷，香豉性本沉重，糜熟而使轻浮，引阳气上升，作为稀糜调散，心管中壅气一吐而解矣。栀豉汤吐胃口，此方吐心管，同一吐法而微有别。

太阳皮毛病，当恶寒、发热，今元府已通，汗自③出外邪已去，不恶寒④，发热，脉当和缓矣。而关上脉细数者，细为液少，数为气热。以医吐之过也。太阳病，汗为正法，下之大逆。今吐之，太阳之病去，阳明之病反至。此为小逆⑤。若病在一二日吐之者，病本未至阳明，胃津未伤，虽吐而胃热尚轻，但腹中饥，胃中空也。口不能食。胃气弱也。病若已经到三四日吐之者，病本阳明，胃津已伤，更吐而伤之，胃热必炽。不喜糜粥，欲食冷食，然胃火虽盛极而邪热不化谷，朝食暮吐，此胃病或轻或甚，皆⑥医吐之所致也。⑦

太阳表病吐之，但太阳病当恶寒，今反不恶寒而恶热，不欲近衣，此为吐之伤其心津，心虚有火而内烦也。⑧

---

① 匕：原作"七"，据《伤寒论》改。
② 粥：《伤寒论》无。
③ 汗自：《伤寒论》作"自汗"。
④ 不恶寒：此上《伤寒论》《伤寒来苏集》有"反"。
⑤ 此为小逆：此4字《伤寒论》在句末。
⑥ 皆：《伤寒论》作"以"。
⑦ 《伤寒论》第120条节录。
⑧ 《伤寒论》第121条。

此二条是太阳证误吐者，上条吐伤食管，此条吐伤气管。盖邪在食管可吐，邪在气管亦可吐。无管所属而但在膈上，空虚之位者，汗法，非吐法也，吐之反伤二管。盖吐者，不动食管即动气管，非病所在而妄动之，反伤其津液矣。

◎ 白虎汤证

伤寒脉浮，发热无汗，其_{太阳}表不解者，不可与白虎汤。渴欲饮水，_{热已入胃也}。无表证者，白虎加人参汤主之。①

伤寒无大热②，_{表邪已去}。口燥渴，心烦，_{胃津伤，胃热盛}。背微恶寒者，_{恶寒止在背而不甚而微，是大汗后阳虚所致，非表邪也}。白虎加人参汤主之。③

服桂枝汤，大汗出后，大烦渴不解。脉洪大者，白虎加人参汤主之。④_{此条全注已见桂枝篇}。

伤寒，_{当汗不汗}。若吐，_{津亡于上}。若下，_{津亡于下}。得⑤七八日，_{无津不能作汗}，表仍不解，热结在_胃里，表里俱热，_{虽表未解，尚时时恶}风，而大渴，舌上干燥而烦，欲饮水数升者，_{胃热已极}，白虎加人参汤主之。⑥_{热得津而化为气，气透出表，表亦可解}。

表邪已解，乃可用白虎，是常法；表邪未解，亦可用白虎，

---

① 《伤寒论》第170条。
② 伤寒无大热：原文作"服桂枝汤，大汗、出后"，涉下而误，据《伤寒论》改。
③ 《伤寒论》第169条。
④ 《伤寒论》第26条。
⑤ 得：《伤寒论》作"后"。
⑥ 《伤寒论》第168条。

是变法。此中圆通妙谛,在深明阴阳气液相因为用之理耳。

阳明胃腑病①,若渴欲饮水,口干舌燥者,白虎加人参汤主之。②专救胃津,是白虎汤正法。

三阳,胃、三焦、膀胱,合病,三府皆热气盛于内,腹满,腹中气盛,四肢举动不便,身重,难以转侧,少阴身重,督脉不通,不能作强,三阳身重,筋节不利,难以转侧。口不仁,胃热不知味也。而面垢③,火蒸于面,面油沾尘也。遗尿④,膀胱热迫,尿急难忍也。发汗则阴亡于上,谵语,下之则阳气因极持满而发,一泄难留,反脱于下。头⑤上汗出,手足冷⑥。若不以药汗下之,而其人自汗出者,白虎汤主之。⑦

三阳合病,脉浮大,在⑧关上,脉大为阳,关上亦为阳,三阳合病,故有此脉也。但欲眠睡⑨,热盛神昏也。目合则汗。⑩合目气行阴道,气热阴液被蒸而泄出也。

上条略言脉,此条详言脉,脉证合参始的,盖身重遗尿,欲睡皆与少阴相似,而脉大浮在关上,与少阴微迟相反。

伤寒脉浮滑,此表有热,里有邪⑪,邪亦热也。白虎汤主

---

① 阳明病:《伤寒论》无。
② 《伤寒论》第222条。
③ 面垢:此下《伤寒论》有小字"又作枯,一云向经"。
④ 遗尿:此上《伤寒论》有"谵语"。
⑤ 头:《伤寒论》作"额"。
⑥ 冷:《伤寒论》作"逆冷"。
⑦ 《伤寒论》第219条。
⑧ 在:《伤寒论》作"上"。
⑨ 眠睡:《伤寒论》作"睡眠"。
⑩ 《伤寒论》第268条。
⑪ 邪:《伤寒论》作"寒"。

此条言脉不言症，以上数条已详其症，此补言其脉，非但据脉而不辨症也。

伤寒脉滑而厥者，阳无阴不化，热闭于内而厥，脉不微而滑，是胃里有热也，白虎汤主之。②

寒厥脉微，热厥脉滑，此常法也。但热厥亦有并脉皆伏者，然必有烦渴引饮、大便结，诸证可据。此与上条皆不言证，而伤寒二字在《阳明篇》，便是阳明伤寒，不言烦躁、便结等证者，省文耳，非但据脉投剂也。

白虎加人参汤

石膏一斤、碎绵裹　知母六两　甘草二两　粳米六合　人参三两

水一斗，煮米熟，汤成，温服一升，日三服。

◎ 茵陈汤证

阳明胃热病，发热、汗出，此为热越，津液不郁。不能发黄也。若津液停于肌肉不得出，但头汗出，身无汗，到③颈而还，津液停于胃中而腹满④，津液不下行而小便不利，津液不上行而渴引水浆⑤，此为瘀，积也。热在里，热蒸液变，身必发黄，茵陈蒿⑥汤主之。⑦

---

① 《伤寒论》第176条。
② 《伤寒论》第350条。
③ 到：《伤寒论》作"剂"。
④ 腹满：《伤寒论》无。
⑤ 浆：原作"桨"，据《伤寒论》改。
⑥ 蒿：原无，据《伤寒论》补。
⑦ 《伤寒论》第236条。

伤寒七八日，阳气内郁，蒸其津，津液不行而变坏。身黄如橘子色，小便不利，腹微满者，窍不通达，水不行也。茵陈蒿汤主之。①

茵陈蒿汤

茵陈蒿六两　栀子十四枚　大黄一两②

以水一斗，先煮茵陈，减六升，纳二味，煮取三升，去滓，分温三服。小便当利，尿如皂角汁状，色正赤，一宿腹减，黄从小便去也。

茵陈经冬不凋，能除热邪留③结。栀子下行，通三焦水道。大黄通胃实下行，令胃中热稠之水，悉从小便出。此茵陈汤为阳明利水之妙剂也。

伤寒发汗已，身目为黄，所以然者，汗不如法，津液反滞。寒温④在里，不解故也。不可下⑤，于寒湿中求之。⑥当温中燥湿。

凡黄皆津液停滞，热则胶黏而滞，寒则凝涩而滞，滞则皆变为黄。

◎ 承气汤证

伤寒不大便六七日，不恶寒，无表证也。反恶热⑦，有里证也。头

---

① 《伤寒论》第260条。
② 一两：《伤寒论》作"二两"。
③ 留：通"瘤"。朱骏声《说文通训定声》"留，假借又为瘤"。
④ 温：《伤寒论》作"湿"，并小字夹注"一作温"。
⑤ 不可下：此上《伤寒论》有"以为"。
⑥ 《伤寒论》第259条。
⑦ 不恶寒，反恶热：《伤寒论》无。

眉棱骨痛，身①肌肉热者，与承气汤。②

病人烦热，阳气盛，阴不胜其扰也。汗出则解。气得泄而暂解也。复又如疟状，解后又热也，其作必在日晡时③发热者，日晡为老阳之时。属阳明也。脉实者，脉虚潮热，是阴不足；脉实潮热，是阳太过。宜下之，与承气汤④。⑤

上条言不大便，不言脉实；此条不言不大便，言脉实。交互见义。

太阳病三日，应传阳明。发汗不解，病不在表故也。头不痛，项不强，不恶寒，反恶热⑥，蒸蒸发热者，热不在表，而在里也。属胃，承气汤⑦主之。⑧

发汗后，恶寒者，卫气虚故也。当用附子、芍药。不恶寒，反恶热⑨者，胃气实也。当和胃气，与调胃承气汤⑩。⑪

若胃中阳多阴少，气不和谵语者，少与调胃承气汤。⑫

伤寒吐后，胃阴不足，胃阳不得降，腹中气盛，胀满者，与调胃承气

---

① 身：《伤寒论》作"有"。
② 《伤寒论》第56条节录。
③ 时：《伤寒论》作"所"。
④ 与承气汤：《伤寒论》作"脉浮虚者，宜发汗。下之与大承气汤。发汗宜桂枝汤"。
⑤ 《伤寒论》第240条节录。
⑥ "头不痛……反恶热"：《伤寒论》无。
⑦ 承气汤：《伤寒论》作"调胃承气汤"。
⑧ 《伤寒论》第248条。
⑨ 反恶热：《伤寒论》作"但热"。
⑩ 汤：此下《伤寒论》有小字"《玉函》云，与小承气汤"。
⑪ 《伤寒论》第70条。
⑫ 《伤寒论》第29条节录。

汤。①

阳明<small>身热汗出，不恶寒、反恶热之病，</small>不吐，不下，心烦者，<small>吐下后心烦，是心火自扰，虚。不吐不下心烦，是胃火乘心，实。</small>可与调胃承气汤。②

太阳病，<small>十二日经尽当愈，</small>乃过经十余日，心下温温欲吐而胸中痛，<small>上焦气不降也。</small>大便反溏，腹微满，郁郁微烦，<small>下焦气不升也。</small>先其时极③吐下者，<small>此句是推原所以致此之由。</small>与调胃承气汤。④

此太阳病误用吐下，竭其胃津，胃干而结燥矢，中脘⑤不通。上气因吐而升者，为燥矢所壅，不得复降，而无物可吐，但有热气腾扰于胸中而痛。下气因下而降者，为燥矢所壅，不得复升，故大便反溏，虽溏而燥矢不出，故腹微满。上下不通，故郁郁微烦，皆燥矢壅塞所致。燥矢之结，皆由胃干所致。胃中之干，皆先其时极吐下所致。然十余日病已周经，太阳表证不见，非有客邪，所患在燥矢不去。与调胃承气汤，逐其燥矢，上下得通，升降如故，病自愈矣。

伤寒<small>十二日当愈，</small>乃十三日不解⑥，<small>不解非表不解之谓，乃病不解之谓。</small>过经，<small>不在表而在里也。</small>谵语者，以胃有<small>燥矢之</small>热故⑦也，当以<small>有水能送燥矢之</small>汤下之。凡病小便利者，大便当硬，<small>此常局也。</small>而反下利，必是医以药下之，若下如法则燥矢去，谵语自解。乃下利而谵语仍在，下不如法可知。更切其脉，<small>若脾虚下利，脉必微弱。</small>今不微弱而调和者，知医以丸药下之，<small>丸药无</small>

---

① 《伤寒论》第249条。
② 《伤寒论》第207条。
③ 极：此上《伤寒论》有"自"。
④ 《伤寒论》第123条节录。
⑤ 脘：原作"腕"，据文意改，形者相近而误，下不出校。
⑥ 不解：《伤寒论》无。
⑦ 故：《伤寒论》无。

水，燥矢不去，虽下之而病亦不愈。非其治也。若其人脾虚，自利①者，脉当微②，今反和者，此为内实，非虚也。内实应便难，而下利者，医下之也。下之应燥矢去，而燥矢不去者，不用汤而用丸也。调胃承气汤主之。③仍当去其燥矢，不必因已下而疑其虚也。

上条大便反溏，此条反下利，似非承气法，而真是承气法。总以胃有燥矢为断，而所以知其非虚者，以脉调和为据，上条虽不言脉，可以互明。

太阳病，若吐、若下、若发汗④，津伤胃热。微烦，阳盛则扰阴也。小便数，大便因硬者，津液乏也。承气汤⑤和之愈。⑥

得病二三日，其人脾本虚。脉弱，无太阳，桂枝证。柴胡，少阳证，烦躁，心下硬。热已入胃也。至四五日，虽胃热能食，似可下，然脉弱者，是脾虚，未可轻下。以小承气⑦，少少与，微和之。今⑧躁烦小安，至六日，六经已过，复与小承气汤⑨一升，较前稍多，得大便则已。若仍不大便⑩，似可用大承气攻之，然犹须问其小便如何。小便少者，水尚入胃，虽燥矢已结，不能食⑪，仍未可攻，若攻之，但初头硬，后必溏，盖腹中尚有水矢，未定成硬，故攻之必溏。须津液全不入胃，尽归小便，小便利，

---

① 利：此上《伤寒论》有"下"。
② 微：此下《伤寒论》有"厥"。
③ 《伤寒论》第105条。
④ 若发汗：此下《伤寒论》有"后"。
⑤ 承气汤：《伤寒论》作"与小承气汤"。
⑥ 《伤寒论》第250条。
⑦ 气：此下《伤寒论》有"汤"。
⑧ 今：《伤寒论》作"令"。
⑨ 小承气汤：《伤寒论》作"承气汤"。
⑩ 不大便：此下《伤寒论》有"六七日"。
⑪ 能食：《伤寒论》作"受食"，下并小字"一云不大便"。

屎定硬，乃可攻之，宜大承气汤。①此为脉弱者不得已用大承气汤，酌其恰好之候，所谓下不嫌迟也。

阳明病，脉迟，热不在经也。微②汗出不恶寒者，表已解也。其身必重，热困其脾，脾气不达于四肢也。短气，腹满而喘，胃有燥矢，下脘不通也。有潮热者③，大便已硬也，大承气汤主之。若汗多，微发热恶寒者，外未解也④。其热不潮，胃未实也。未可与大承气汤。若腹大满不通者，胃实气不得降，可与小承气汤，略降之。微和胃气，勿令⑤大泄下。⑥

表证以恶寒为据，里证以潮热为据，此最宜着眼。

阳明病，潮热、大便硬⑦者，可与大承气汤。不硬者，不可与也。何以知其硬？若不大便六七日，恐有燥屎，欲知之⑧，可⑨与小承气汤，汤入腹中，转矢气者，此有燥屎，乃可攻之。若不转矢气者，脾虚胃实。但初头硬，后必溏，不可攻之，攻之必脾阳不运，胀满不能食也。脾阳不运，水不上潮。欲饮水者，与水则哕，脾不行水也。其后发热者，脾不动则物不化，必至胃实热亢也。胃实必大便硬而少也，以小承气汤和之。服汤后不转矢气者，脾虚慎不可以大承气汤攻

---

① 《伤寒论》第251条。
② 微：《伤寒论》作"虽"。
③ 有潮热者：此下《伤寒论》有"此外欲解，可攻里也。手足濈然汗出者，此"16字。
④ 也：此下《伤寒论》有小字"一法与桂枝汤"。
⑤ 令：此下《伤寒论》有"至"。
⑥ 《伤寒论》第208条。
⑦ 硬：此上《伤寒论》有"微"。
⑧ 之：此下《伤寒论》有"法"。
⑨ 可：《伤寒论》作"少"。

之也。①

阳明病，_{胃阳亢极，}谵语、发潮热、脉滑而疾者，小承气汤主之。_{此常法也。}因与小承气汤一升，腹中转矢②气者，更服一升。再服汤后，不转矢③气者，_{胃实脾虚，虚气不能行实物也。}勿更与之。明日不大便，脉反微涩者，_{是前之滑疾为胃热，今之微涩为脾虚。}里虚也，_{腑实脏虚，不能兼顾。}为难治，不可更与承气汤也。④

伤寒若吐、若下_{伤津液，}后不解，不大便五六日，上至十余日，日晡所发潮热，不恶寒，_{热入胃矣。}独语如见鬼状。若剧者，发则不识人，循衣摸床，惕而不安⑤，微喘直视，_{更入肝矣。}脉弦者，_{是邪气实，不失为下症。}生。涩者，_{是正气虚，不可用下。}死。若病微者，但发热谵语，_{无其余诸症，是脾胃热，肝不热。}大承气汤主之。一⑥服利，止后服。⑦

阳明病，其人多汗，以津液外出，胃中燥，大便必硬，硬则谵语，小承气汤主之。若一服谵语止，更莫复服。⑧_{谵语止，胃燥已解，不必定下也。}

下利谵语者，_{肠虚胃实，}有燥屎也，宜小承气汤。⑨_{宜大黄润胃，不宜芒硝润肠。}

---

① 《伤寒论》第209条。
② 矢：《伤寒论》无。
③ 矢：《伤寒论》无。
④ 《伤寒论》第214条。
⑤ 安：此下《伤寒论》有小字"一云顺衣妄撮，怵惕不安"。
⑥ 一：此上《伤寒论》有"若"。
⑦ 《伤寒论》第212条。
⑧ 《伤寒论》第213条。
⑨ 《伤寒论》第374条。

汗①出谵语，以有燥屎在胃中，此为风也。风性燥，伤胃津，又汗多失津。须下之，但必过经，入府无表证，乃可下之。阳邪未入阴而下之若早，语言必乱，表虚里实故也。表邪未清，里热虽去而表热复入也。下之则愈，宜大承气汤。②此二句不紧接上句，乃遥接"乃可下之"句。

阳明病，谵语，有潮热，胃热也，胃热应能食。今反不能食者，胃中必有燥屎五六枚，塞其胃，食不能下也。宜大承气汤下之③。若能食者，但硬耳。④未竟塞也。

阳明病，下之，心中懊憹而烦，胃中有燥屎者，脾胃皆热。可攻之。宜大承气汤⑤。腹微满，初头硬，后必溏，胃热脾虚。不可攻之⑥。⑦

病人不大便五六日，绕脐痛，肠不通而痛也。烦躁，胃热也。发作有时者，时在日晡。此有燥屎塞于胃，故也⑧。⑨

病人小便不利，是津液在胃中，大便应易，不知津门在胃下，胃有物阻塞，水不得到津门，则不能分出小便。水在屎上，水未濡其屎之时，则乍难，及水已濡其屎之时，则乍易。胃气不降，郁蒸于中，时有微热，胃气上逆于咽则喘，胃气上攻于头目则冒⑩，胃不和则不能卧者，皆因有燥屎，塞于胃下脘也。宜

---

① 汗：此下《伤寒论》有小字"汗一作卧"。
② 《伤寒论》第217条。
③ 宜大承气汤下之：《伤寒论》在句末。
④ 《伤寒论》第215条。
⑤ 宜大承气汤：《伤寒论》无。
⑥ 不可攻之：此下《伤寒论》有"若有燥屎者，宜大承气汤"。
⑦ 《伤寒论》第238条。
⑧ 故也：《伤寒论》作"故使不大便也"。
⑨ 《伤寒论》第239条。
⑩ 冒：此下《伤寒论》有小字"一作怫郁"。

大承气汤。①

大下后，六七日不大便，烦不解，腹满痛者，有燥屎也。所以然者，本有宿食，大下去其旧物，宿食仍在。至六七日宿食化屎，而津液已先下去，屎反成燥。故也。宜大承气汤。②

脉滑而数者③，有宿食也，上言宿食证，此言宿食脉。当下之，宜大承气汤。④

腹满，下之不减，或少减，减不足言，当再下之，宜大承气汤。⑤

二阳太阳、阳明，并病，初病如此，今太阳证罢，但发潮热，手足漐漐⑥汗出，大便难而谵语者，燥屎已结。下之则愈，宜大承气汤。⑦

发汗不解，腹满痛者，邪已入里，急当救里。急下之，宜大承气汤。⑧里和表自解。

阳明病，发热，汗多者，胃阴将竭。急下之，宜大承气汤。⑨

伤寒六七日，热在膈下，目中不了了，睛不和，无太阳表阳明里证，惟大便难，身微热者，太阴部实也。急下之，宜大承气汤。⑩

---

① 《伤寒论》第242条。
② 《伤寒论》第241条。
③ 脉滑而数者：此上《伤寒论》有"阳明少阳合病，必下利。其脉不负者，为顺也。负者，失也。互相克贼，名为负也"。
④ 《伤寒论》第256条节录。
⑤ 《伤寒论》第255条。
⑥ 漐漐：《伤寒论》作"漐漐"。
⑦ 《伤寒论》第220条。
⑧ 《伤寒论》第254条。
⑨ 《伤寒论》第253条。
⑩ 《伤寒论》第252条。

此太阴部署热也。《经》曰:"广明之下,名曰太阴。"①盖以膈上空位为广明,即太阳。膈下之地为太阴也。太阴主浊,浊气上攻,故目不了了,睛不和。浊阴不下行,故大便难。热不在皮毛,又不在胃腑,故无恶寒之表证、腹痛之里证,下之使浊阴出下窍,清阳走上窍,则诸症悉解矣。

少阴病,腰痛身重,得之二三日,不大便②,口燥咽干者,热淫③于内,肾水先枯,胃津亦竭也。急下之,宜大承气汤。④

少阴肾热病,自利清水,色纯青,属肝泻。心下必痛,口干舌⑤燥,属胃实。宜大承气汤⑥。⑦少阴水泻,无承气法。然色青属肝泻,心下痛,口舌燥属胃实。是少阴之病,为胃热移肾。上实木郁,从下达而泻青也。

少阴病,六七日,腹胀,不大便者,脏腑不通也。急下之,宜大承气汤。⑧

调胃承气汤

大黄三两　炙草一两　芒硝半斤

上三味㕮咀,以水三升,煮取一升,去滓,纳芒硝,更上火微煮令沸⑨,少少温服⑩。

---

① 见《素问·阴阳离合论篇第六》。
② 不大便:《伤寒论》无。
③ 淫:原作"滛",形近而误。本书卷一"泻心汤证"有"热淫于膈"。
④ 《伤寒论》第320条。
⑤ 舌:《伤寒论》无。
⑥ 宜大承气汤:此上《伤寒论》有"可下之",此下有字"一法用大柴胡"。
⑦ 《伤寒论》第321条。
⑧ 《伤寒论》第322条。
⑨ 更上火微煮令沸:《伤寒论》作"更上微火一二沸"。
⑩ 少少温服:《伤寒论》作"温顿服之,以调胃气"。

方专为燥屎，故芒硝多于大承气。

大承气汤

大黄四两，酒洗　厚朴半斤　枳实五枚　芒硝三合

水一斗，先煮枳朴，取五升，去滓。纳大黄，煮二升，去滓。纳芒硝，上火煮一二沸，分温再服。得下，余勿服。

小承气汤

大黄四两　厚朴二两，去皮　枳实三枚

水四升，煮取一升二合，分温三服①。初服汤当大便②，不尔者尽饮之。若得大便，勿服。

秽物不去，由气不行。大黄倍厚朴，气药为臣，性缓，故曰：小欲微行胃气也。厚朴倍大黄，气药为君，性猛，故曰：大欲大破胃气也。大黄取其下趋，芒硝取其化屎，枳朴取其破滞。

◎阳明篇总注

仲景阳明与《热论》不同，曰"二日……阳明主肉"，专以表言之，汗法。仲景附入太阳篇，葛根汤是也。仲景曰："阳明之为病，胃家实也。"则以胃腑言之，自为表里。贲门以上至咽为食管，属表。以其在膈上也，可吐。贲门至幽门为胃腑，属里。以其在膈下也，有可下，有不可下。通身六经，以膈膜内外分表里。表属三阳，里属三阴。胃腑以贲门上下分表里，表里皆属阳明。三阴之里，一定下法。阳明之里，汗、

---

① 三服：《伤寒论》作"二服"。
② 大便：《伤寒论》作"更衣"。

吐、下三法皆有。

《热论》曰："太阴之脉，布胃中而络于咽。"故腹满而咽干，脾病胃即病。仲景曰："脉浮而大，心下反硬，有热属脏者，攻之，不令发汗。"所谓脏，即脾脏。此脾阴之里，即阴结也。曰："属腑者，不令溲数。便硬汗多则热愈，汗少则便难，脉迟尚未可攻。"所谓腑，即胃腑。此胃肠之里，即阳结也。阴结者，急攻之，以其脏不通也。阳结者，未可攻，恐反引热入脏也。然亦有属胃阳而不妨微下者，有属脾阴而不得竟攻者。

其曰："得病二三日，脉弱，无太阳、少阳证，烦躁，心下硬。至四五日，虽能食，无燥屎，以小承气汤少少与，微和之，令少安。五六日不大便，与小承气汤一升。"盖虽不属脾，然胃热不解，久必入脾，微下之，正所以救脾，此阳结而不妨微下者。其曰："阳明病，谵语发热，脉滑而疾者，小承气汤主之。因与小承气汤一升，腹中转矢气者，更服一升。若不转矢气者，更勿与之。明日不大便，脉微涩者，里虚也，为难治，不可与承气汤。"此阴结，而不可竟攻者也。要之不可下而下，则引贼破家。可下而不下，则纵寇遗祸。可下而下，而不知标本虚实，则又贪胜反败。攻下之法，不早不迟，无过不及，乃为得之。是在神而明之者。

少阳篇①

◎ 少阳脉证

少阳之为病，口苦，咽干，目眩也。②少阳属相火，其经气动，相火上走空窍。

伤寒，脉弦细，头两角痛发热者③，属少阳。少阳血少不可发汗，发汗则伤津液，热移于胃，谵语。此属胃，盖胃和则少阳自愈。胃不和，则烦躁④。⑤所以不可发汗而伤胃津，津伤则不和，不伤则和。烦躁是谵语之由。

少阳中风，两耳无所闻，少阳脉行耳中也。目赤，相火乘风而动，攻于目也。胸中满，少阳气多也。而烦者，相火佛郁也。不可吐下，吐下则脾胃土虚，木来乘之。必⑥惊而悸。⑦

伤寒三日，少阳当受邪，脉小者⑧，少阳不受邪，盖邪正相搏于少阳，脉必弦。小者不弦。欲已也。⑨

少阳病欲解时，从寅至辰上。⑩寅卯少阳气动，主气旺，邪气解也。

---

① 少阳篇：原文无，据原书目录补。
② 《伤寒论》第263条。
③ 头痛发热者：《伤寒论》作"桂枝汤主之者"。
④ 则烦躁：《伤寒论》作"烦而悸"，下有小字"一云躁"。
⑤ 《伤寒论》第265条。
⑥ 必：《伤寒论》无。
⑦ 《伤寒论》第264条。
⑧ 脉小者：此上《伤寒论》有"少阳"。
⑨ 《伤寒论》第271条。
⑩ 《伤寒论》第272条。

太阳膈上之虚实位，与少阳，膈膜之实地，并病，脉弦①，木火动也。头项强痛，是太阳气盛。或眩冒，是少阳气盛。时如结胸，心下痞硬者，胸膈气盛。当刺督脉之大椎第一间、泄太阳气。肺俞、泄胸膈气。肝俞，泄胆气。慎不可发汗。少阳血少也。发汗则伤血②，热乘虚入血室，血热则谵语不止③，当刺期门。④肝穴，泄肝热也。

太阳少阳并病，心下硬，头⑤项强而眩者，当刺大椎、肺俞、肝俞，慎勿下之。⑥上条戒其汗，此条戒其下。

太阳少阳并病，热在胸膈中与胆，当泄热。而反下之，热不在肠胃，为诛伐无过。成结胸。心下硬，热不随下去，结于胸膈也。下利不止，水浆不下，脾胃阳虚也。其人心烦。⑦君火不振，相火不静也。

◎柴胡汤证

伤寒五六日，或中风，往来寒热，外寒与内热交争也。胸胁苦满，默默不欲饮食，心烦喜呕，膈气不舒也。或胸中烦而不呕，或渴，或腹中痛，或胁下痞硬，或心下悸小便不利，或不渴身有微热，或咳者，凡此皆相火变动所致，随所加而见症也。小柴胡汤主之。⑧

---

① 脉弦：《伤寒论》无。
② 伤血：《伤寒论》作"谵语"。
③ 谵语不止：此上《伤寒论》有"脉弦五日"。
④ 《伤寒论》第142条。
⑤ 头：《伤寒论》作"颈"。
⑥ 《伤寒论》第171条。
⑦ 《伤寒论》第150条。
⑧ 《伤寒论》第96条。

血弱气虚①，腠理开，腠理在膜外，腠理一开，邪气因入，于膜与正气相搏，结于胁下。邪气为寒，主气属相火，为热。正邪分争，往来寒热，休作有时，默默不欲饮食，少阳属胆府，藏于肝脏，是脏腑相连，其痛不下②，邪正相搏于此，痛不下移。邪在膈上，高，痛在膈下，痛者是热，少阳于六气属热也。少阳主达，为邪所抑，不得达。故使呕也③。④此仲景自注，柴胡证病机。

小柴胡汤

柴胡半斤　半夏半斤　人参　甘草　黄芩　生姜各三两　大枣十二枚

以水一斗二升，煮取六升，去渣，再煎，煮取三升，温服一升。日三服。若胸中烦属热而不呕者，无寒，去半夏人参，加栝楼一枚。若渴者，热伤津也。去半夏，加人参，生津，合前成四两半，加栝楼根四两。若腹中痛者，肝不和也。去黄芩，加芍药三两。若胁下痞硬，肝气横也。去大枣，加牡蛎四两。若心下悸，小便不利者，去黄芩，加茯苓四两。若不渴，有⑤微热者，去人参，加桂枝三两，温服⑥，取汗解太阳表邪则愈。若咳者，去人参、大枣、生姜，加五味子半升，干姜二两。

伤寒中风，有柴胡证，但见一证便是，不必悉具⑦。

---

① 虚：《伤寒论》作"尽"。
② 不下：《伤寒论》作"必下"。
③ 故使呕也：此下《伤寒论》小字夹注"一云臟腑相遇，其病必下，胁膈中痛"及大字原文有"小柴胡汤主之。服柴胡汤已，渴者属阳明，以法治之"。
④ 《伤寒论》第97条。
⑤ 有：此上《伤寒论》有"外"。
⑥ 服：《伤寒论》作"覆"。
⑦ 《伤寒论》第101条。

呕而发热者，小柴胡汤主之。①

伤寒五六日，头痛②汗出，微恶寒，手足冷，表有风寒也。心下满，口不能③食，大便硬，脉沉④细者，此为膈膜下少阳之阳微结，必有邪在膜外表，复有热气在膜内里也。何以见是里？不特心下满、不能食、大便硬等证可据。脉沉，亦为气在里，但非脏腑之里，以其汗出，知为少阳膈膜之内，阳微结⑤。假令脏腑气闭，纯阴结，不得复有汗出恶寒形躯之外证，阳气悉入在脏腑里矣，此为半在膜内里，半在膜外表⑥也。脉虽沉细⑦，是气不能出膜外。不得以沉为在里之例，认为少阴病。所以然者，阴不得有汗，今头汗出，故知非少阴也，可与小柴胡汤。设服汤后尚不了了者⑧，是膈膜阳结已先解，腑气暂未通耳。得屎而解。⑨是俟其得无须用药。

伤寒四五日，身热恶风，头⑩项强，太阳证未罢也。胁下满，手足温而渴者，少阳证已见也。小柴胡汤主之。⑪当去人参加桂枝。

阳明病，发潮热，大便溏，小便自利⑫，胃有风也。胸胁满⑬

---

① 《伤寒论》第379条节录。
② 痛：《伤寒论》无。
③ 能：《伤寒论》作"欲"。
④ 沉：《伤寒论》无。
⑤ 结：《伤寒论》无。
⑥ 表：《伤寒论》作"外"。
⑦ 细：《伤寒论》作"紧"。
⑧ 设服汤后尚不了了者："服"原为大字，据《伤寒论》改作小字；"不"原为小字，据《伤寒论》改作大字。
⑨ 《伤寒论》第148条。
⑩ 头：《伤寒论》作"颈"。
⑪ 《伤寒论》第99条。
⑫ 利：《伤寒论》作"可"。
⑬ 胸胁满：此下《伤寒论》有"不去"。

者，膈有热也。小柴胡汤主之①。②当加葛根。

阳明病，胁下硬满，不大便而呕，不大便是胃燥，属阳明；胁满而呕是胆气不舒，属少阳。舌上白苔者，上焦停水，水不入胃，故胃燥。火不上通，故胆热也。可与小柴胡汤。上焦得通，津液得下，胃气因和，水随气化，变而为汗。身濈然汗出解也。③濈然微少貌。

伤寒呕多，虽有阳明证，不可攻之。④当通上焦，义同上条。

服柴胡汤已，渴者，津液不足。属阳明胃热也，以阳明⑤法治之。⑥

妇人中风，七八日续复得寒热，发作有时，经水适断者，此为热入血室，其血必结，故使如疟状，发作有时，血室属肝，胆附肝叶，热移于胆，胆属半表里，故寒热如疟也。小柴胡汤主之。⑦

伤寒六七日，发热，微恶寒，肢节烦疼，太阳邪未解也。微呕，心下支结，少阳热已结也。外证即太阳未去者，柴胡桂枝汤主之。⑧

柴胡桂枝汤

柴胡四两　黄芩　人参　生姜　芍药　桂枝各两半　甘草一两　半夏一合半　大枣六枚

以水七升，煮取三升，去渣，温服一升。

---

① 小柴胡汤主之：《伤寒论》作"与小柴胡汤"。
② 《伤寒论》第229条。
③ 《伤寒论》第230条。
④ 《伤寒论》第204条。
⑤ 阳明：《伤寒论》无。
⑥ 《伤寒论》第97条节录。
⑦ 《伤寒论》第144条。
⑧ 《伤寒论》第146条。

伤寒，关上阳脉涩，不在表。阴脉关下弦，热入里。法当腹中急痛，木火犯脾土也。先用小建中汤。安土。不瘥者，泄木，小柴胡汤主之。①

本太阳胸中病不解，转入少阳膈膜者，胁下硬满，干呕不能食，膈气不舒也。往来寒热，正邪交争也。未②吐下，脉弦细③者，纯是少阳，与小柴胡汤。④

若已吐下、或发汗、或温针，谵语，柴胡⑤证反罢，是邪已过膜里。此为坏病。知犯何逆，以法治之。⑥

凡柴胡汤病而反⑦下之，柴胡证不罢，是未过经。复与柴胡汤，必蒸蒸而振，阳气内发也。发⑧热汗出而解。⑨

伤寒六七⑩日，呕而发热，寒热交争于膈间也。柴胡汤证具，而以他药下之⑪，若心下满而硬痛者，此热气下移于肺下管，为结胸也，大陷胸汤主之。满而不痛者，寒邪下移于心下管。为痞，柴胡不中与之，宜半夏泻心汤。⑫

得病六七日，脉迟浮弱，脾虚也。恶风寒，似外感，然外感当发热，

---

① 《伤寒论》第100条。
② 未：此上《伤寒论》有"尚"。
③ 弦细：《伤寒论》作"沉紧"。
④ 《伤寒论》第266条。
⑤ 柴胡：此下《伤寒论》有"汤"。
⑥ 《伤寒论》第267条。
⑦ 反：《伤寒论》无。
⑧ 发：此上《伤寒论》有"却复"。
⑨ 《伤寒论》第101条节录。
⑩ 六七：《伤寒论》作"五六"。
⑪ 而以他药下之：此下《伤寒论》有"柴胡证仍在者，复与柴胡汤。此虽已下之，不为逆，必蒸蒸而振，却发热汗出而解"。
⑫ 《伤寒论》第149条。

乃手足温而不热，是恶寒者，内虚生外寒耳。医反二三次下之，不能食脾不用也，胁下满痛，木乘虚侮土也。面目及身黄，土败而色现于外也。颈项强，阳气不周于上也。小便难者，脾不行水也。与柴胡汤，后必①其②下利更重。本渴而饮水呕，食谷而哕，脾虚中气不聚也。盖柴胡动肝木，木凌土。柴胡所以不中与也③。④

伤寒五六日，已发汗而复下之，胸胁满微结，气随下陷，余热留于膈膜也。小便不利，热由膈移于三焦也。渴而不呕，膈上气舒也。但头汗出，膈下气不通。往来寒热，心烦者，相火有余，为未解也。然病本在膈上，因下而陷于膈，是热在膈，为虚在脾。柴胡桂枝干姜汤主之。初服，脾阳乍复，而协同相火必微烦，复服，热气外散，汗出便愈。⑤

柴胡桂枝干姜汤

柴胡半斤　黄芩　桂枝各三两　栝楼根四两　干姜　牡蛎　甘草各二两

煎服同前法。

伤寒八九日，胆气热，下之，胸满烦惊，小便不利，胆热移于肝也。谵语，热伤肝，阴魂不藏也。一身尽重，不可转侧者，热伤肝血，血不养筋也。柴胡加龙骨牡蛎汤主之。⑥

---

① 必：原作小字，据《伤寒论》改。
② 其：原作大字，据《伤寒论》及文意改。
③ 本渴而饮水呕……柴胡不中与也：《伤寒论》作"本渴饮水而呕者，柴胡汤不中与也，食谷者哕"。
④ 《伤寒论》第98条。
⑤ 《伤寒论》第147条。
⑥ 《伤寒论》第107条。

柴胡加龙骨牡蛎汤

柴胡四两　黄芩　人参　生姜　茯苓　铅丹　桂枝①　龙骨　牡蛎各一两　大黄二两　半夏一合　大枣六枚

水八升，煮取四升，纳大黄，更煮一二沸，去滓，温服一升。

伤寒十三日，下之②，胸胁满而呕，少阳证在也。日晡所潮热，阳明证见也。已而微利。下时不利，许久乃微利也。此本柴胡证，下之以不得即利。今反微利者，知医以丸药下之，丸药行缓又干而无水，所以热随下移，入于胃中，燥屎反结，又不得下出。非其治也。潮热者，热入胃，而胃实也。先宜③柴胡汤④以解其外，后以柴胡加芒硝汤主之。⑤兼解其内。

太阳病，过经十余日，表证去矣。心下温温欲吐而胸中痛，是热结在里，当大便硬，乃大便反溏，大便溏不合有燥屎，而腹微满，郁郁微烦。又是燥屎在胃，而胃不通之状。若先其时⑥吐下者，盖吐逆其胃，故欲吐，下通其大肠故溏。然虽溏而大肠之津液下，而胃之燥屎实未下，故有腹满微烦之症，究竟是胃实。其欲吐便溏者，药之使然耳，当与大承气汤⑦。若不因药而欲吐、便溏，乃尔者，是中气不聚，脾虚，非胃实也，不可与。夫太阳过经而无躁烦、谵语胃实见症，似属少阳。然少阳当有寒热、耳鸣、口苦诸表证，今但欲呕，胸中痛，微溏者，此非柴胡证，而实胃热也。然何以知其因吐下所致，以呕，

---

① 桂枝：原作"桂丹"，涉上而误，据《伤寒论》改。
② 下之：《伤寒论》作"不解"，属上读。
③ 先宜：此下《伤寒论》有"服"。
④ 柴胡汤：《伤寒论》作"小柴胡汤"。
⑤ 《伤寒论》第104条。
⑥ 时：此下《伤寒论》有"自极"。
⑦ 大承气汤：《伤寒论》作"调胃承气汤"。

盖呕伤胃气，胃气伤，然后热得入胃中而成胃实。故知先其时极吐下也①。②此药伤胃气，胃气伤，热入而反成胃实，似少阳而实阳明者。

太阳病，过经十余日，见柴胡证。反二三次下之。热在膈而攻其胃，热反入胃。后四五日，柴胡证仍在，曰仍在，可知前十余日中必见柴胡证也。先与柴胡汤③。呕不止，胃中之热不得降也。心下急④，胃中气满也。郁郁微烦者，胃中火气怫郁也。为未解也，与大柴胡汤，下之则愈。⑤

伤寒十余日，热结⑥胃里，复往来寒热者，与大柴胡汤。⑦

伤寒发热⑧，汗出不解，心中痞硬，热结于膈也。呕吐而下利者，膈上之气，不得下而逆于上。膈下之气，不得上而还于下也。大柴胡汤主之。⑨

大柴胡汤

小柴胡汤去人参甘草，加生姜二两 芍药三两 枳实四枚

余同小柴胡法。

◎建中汤证

伤寒二三日，心中悸而烦者，邪犯膈膜，木火动而凌中土也。小建

---

① 也：此下《伤寒论》有"调胃承气汤"。
② 《伤寒论》第123条。
③ 柴胡汤：《伤寒论》作"小柴胡"。
④ 心下急：此下《伤寒论》有"一云呕止小安"。
⑤ 《伤寒论》第103条。
⑥ 热结：此下《伤寒论》有"在里"。
⑦ 《伤寒论》第136条节录。
⑧ 伤寒发热：原作"伤寒十余日"，涉上衍误，据《伤寒论》改。
⑨ 《伤寒论》第165条。

中汤主之。①本柴胡证而无寒热而有悸烦，是少阳不在表而在里也。

伤寒，关前阳脉涩，正气退于膈上也。关后阴脉弦，邪气进于膈下也。法当腹中急痛，邪正搏于腹中也。先用建中汤②。固其里。表不瘥者，有寒热头痛等症也。小柴胡汤主之。③

呕家，邪在上。不可与建中汤，以甘④不能散邪，故也。⑤

小建中汤

桂枝去粗皮,三两　芍药六两　炙草二两　饴糖一斤　生姜三两　大枣十二枚,擘

水七升，煮取三升，去滓，纳饴糖，更上微火消。温服一升，日三服。

◎ 黄连汤证

伤寒，胸中，即膈上也。有无形之气，热，胃中有饮食寒冷有形之邪气，腹中痛，欲呕吐者，无形之热，非苦不泄；有形之寒，非温不化。黄连汤主之。⑥

黄连汤⑦

黄连三两　干姜三两　炙草二两　桂枝三两　人参二两　半夏半斤

以水一斗，煮取六升，去滓，温服一升。日三夜二服。

---

① 《伤寒论》第102条。
② 用建中汤：《伤寒论》作"与小建中汤"。
③ 《伤寒论》第100条。
④ 甘：《伤寒论》作"甜"。
⑤ 《伤寒论》第100条。
⑥ 《伤寒论》第173条。
⑦ 《伤寒论》黄连汤中有"大枣十二枚，擘"。

◎黄芩汤证

太阳寒邪在膈上，与少阳热气结于膈，合病，少阳属相火，相火属热，热气不得外泄而反内结，三焦不通，水注小肠。自下利者，与黄芩汤。若呕者，相火乘犯胃土，吐酸也。黄芩加半夏生姜汤主之。①

黄芩汤

黄芩三两　炙草三两　芍药三两　大枣十二枚

水一斗，煮取三升，去滓，温服一升，日再服，夜一服。呕者加半夏半升、生姜三两。

阳明少阳两经皆受邪，合病，清浊混行。必自②下利。其脉不负者，顺也。负者，失也。互相克贼，名曰负。大为土，阳明脉；弦为木，少阳脉。木克土为贼。少阳负于阳明者，见大脉，不见弦脉也。为顺也③。④

◎少阳篇总注

少阳以膜原为部署，膜有在四旁者，有在胸中者。四旁之膜外则肉，属阳明；内则脂，属太阴。所以分身形之内外也。胸中之膜上则上焦，属太阳；下则中焦，属太阴。所以分腹中之上下也。凡膜外属表，膜内属里，而四旁之膜分全身之表里。上下之膜，分腹中之表里，故脏腑为里而心肺又为表脏，

---

① 《伤寒论》第172条。
② 自：《伤寒论》无。
③ 少阳负于……顺也：《伤寒论》作"脉滑而数者，有宿食也，当下之，宜大承气汤"。
④ 《伤寒论》第256条。

以心肺在膜上也。

《热论》之少阳，专以四旁之膜言，由肉传来，横说，是全身之表里相传也。仲景之少阳兼以上下之膜言，由胸中传来，竖说，是腹中之表里相传也。《热论》"少阳必从阳明来"，由肌肉而膜也；仲景少阳亦从太阳来，由胸中而膈也。《热论》"少阳必传太阴"，盖膜内则胸中也；仲景少阳转传阳明，盖膜之质横连胃管也。然论传变则大同小异，而论治法，则少阳为相火，必主热，不外小柴胡汤。盖柴胡得一阳之气而生，能引清气上升，亦能横行。黄芩外坚内空，泻相火。生姜味辛，气散为表设。人参、甘草、大枣补中，为里设也。病在表里之间，安内攘外，二者不可偏废也。

太阴篇①

◎ 太阴脉证

太阴_{脾受寒邪}之为病，腹满，_{寒伤脾阳，阳不运阴也}。而吐，食不下，_{脾寒胃亦寒也}。自下②利，_{脾阳陷也}。益甚，时腹自痛。_{寒气在中也}。若下之，必胸下，_{太阴部署在膈下，广明之下名曰太阴也}。结硬。③_{寒极而凝也}。

此非传经之太阴，乃直中之太阴。传经之太阴，阳气结于脾部不得通，热证下法；直中之太阴，寒邪客于脾部不得散，寒证温法。仲景传经三阴，附在《阳明篇》内，盖传经由形躯入腹中、膜内即脾部，脾为三阴之门户。脾脉布胃中而络于咽，脾病胃必病。少、厥由太阴传来，自必兼见胃病，故仲景于传经之三阴证，统附于胃实篇内。另立直中三阴法，以补《热论》之缺。所以阳明有下法，而三阴无下法也。

自利，不渴者，属太阴，以脏有寒④也，当温之。宜四逆汤⑤。⑥_{上自利，曰：甚，时腹痛；此自利，曰：不渴，脏有寒。互看益明}。

---

① 太阴篇：原文无，据原书目录补。
② 下：《伤寒论》无，篇末引文亦无此字，疑衍。
③ 《伤寒论》第273条。
④ 寒：此下《伤寒论》有"故"。
⑤ 宜四逆汤：《伤寒论》作"宜服四逆辈"，《伤寒来苏集》作"宜四逆辈"。
⑥ 《伤寒论》第277条。

伤寒四五日，腹中痛，若转①，动也②。下趋③者阳气下陷，此欲自利也。④

伤寒脉浮⑤似太阳，然不紧不数。而缓，则非太阳，且太阳手足发热，今不热。手足自温，和也。系在太阴。太阴，属湿土，寒湿不化。当身发⑥黄。若小便自利者，湿有所去⑦，不能发黄。至七八日，脾阳来复，虽阳气乍动而暴烦下利，日十余行，必不用治而自止。以脾家阳气复而实，前之腐秽积七八日不得行者，今得脾阳实而转运之。当去故也。⑧腹痛而利为阳陷，暴烦而利为阳复。

伤寒下利，日十余行。若邪随利去如上条所云者，脉不当实。若脉反实者，是正气下脱，腐秽不去也。死。⑨上条下利是脾阳复，此条下利是脾阳脱。辨在脉缓、脉实：缓者是脾中气尚存，实者是胃中物不转。

太阴病⑩，脉弱，脾虚脉也。其人续自下⑪利。脾虚症也。设胃中实燥，当行大黄、芍药者，宜减之，以其⑫胃气弱，易动故也⑬。⑭

---

① 转：此下《伤寒论》有"气"。
② 动也：原本作"动也也"，后"也"衍。
③ 下趋：《伤寒论》作"下趣少腹"。
④ 《伤寒论》第358条。
⑤ 脉浮：原本作"浮脉"，据《伤寒论》及文意改。
⑥ 发：《伤寒论》无。
⑦ 湿有所去：《伤寒论》无，疑作小字。
⑧ 《伤寒论》第278条。
⑨ 《伤寒论》第369条。
⑩ 太阴病：《伤寒论》作"太阴为病"。
⑪ 下：《伤寒论》作"便"。
⑫ 其：此下《伤寒论》有"人"。
⑬ 也：此下《伤寒论》有小字"下利者，先煎芍药三沸"。
⑭ 《伤寒论》第280条。

恶寒，脉微①细②而复利，亡血③，营气欲散也，四逆加人参汤主之。④

太阴病，脉浮者，邪在经不在脏。可发汗，宜桂枝汤。⑤传经太阴无表法，直中太阴有表法。

太阴中风，四肢烦痛，脾主四肢，风淫之而气不治也。阳，关上脉微，阴，关下脉涩，邪风去也。而长者，正气治也。为欲愈。⑥

太阴病欲解时，从亥至丑上。⑦丑未属太阴湿土也。

◎ 三白散证

寒实，水凝为痰。结于胸，无热证者，与三白小陷胸汤，为散亦可服⑧。⑨

三物白散⑩

桔梗　川贝各二钱　巴豆一分，去皮，熬黑，研如脂

前二味为散，纳巴豆，更杵，以白饮和服。强人半钱匕，羸者减之。

---

① 微：此下《伤寒论》有小字"一作缓"。
② 细：《伤寒论》无。
③ 亡血：此上《伤寒论》有"利止"。
④ 《伤寒论》第385条。
⑤ 《伤寒论》第276条。
⑥ 《伤寒论》第274条。
⑦ 《伤寒论》第275条。
⑧ 与三白小陷胸汤，为散亦可服：《伤寒论》作"与三物小陷胸汤，白散亦可服"，下有小字"一云三物小白散"。
⑨ 《伤寒论》第141条。
⑩ 三物白散：《伤寒论》作"白散方"。

病寒结在膈上者，伤脾阳，服散必利①。

服三物白散不利，进热粥一杯。利过不止，进冷粥一杯②。

◎太阴篇总注

五脏，脾为太阴；五液，脂为太阴；六部，膜里为太阴；三焦，膈下为太阴。论其脏，与胃相连属；论其位，与膜相连属。邪气入之则为寒，阳气结之则为热。《热论》曰："四日太阴，太阴之脉，布胃中而络于咽。"故腹满而咽干，以热结者言之也。仲景曰："腹满而吐，食不下，自利。"以寒结者言之也。仲景三阴下法在《阳明篇》内，以传经三阴无不胃实者，胃为五脏六腑之海也。而《太阴篇》中反有汗法，曰"太阴中风，脉浮者可发汗，宜桂枝汤"是也。须知此是《素问》仲景互相发明处，不是互相矛盾处。

---

① 病在膈上者，必利：《伤寒论》作"病在膈上必吐，在膈下必利"，疑原本有脱文。
② 进冷粥一杯：此下《伤寒论》有"身热、皮粟不解，欲引衣自覆；若以水噀之，洗之，益令热劫不得出，当汗而不汗则烦。假令汗出已，腹中痛，与芍药三两如上法"。

少阴篇①

◎ 少阴脉证

少阴之为病，脉微细，寒伤肾火，肾火不蒸，膀胱水不化气，卫气虚而不鼓也。但欲寐也。②卫气不出阳道，故欲寐。

少阴经中寒，病，欲吐不吐，少阴脉从肾上循喉咙，经气搏邪则欲吐，不得通故不吐。心烦，肾不交心也。但欲寐，阴不出阳也。五六日自利，阳气下脱也。而渴者，肾不承心，心火不降也。属少阴也。膀胱水不化气，气中液不上供，上焦液虚，故引水自救也。若小便色白者，少阴病形悉具。小便白者③，以下焦肾火伤而虚，有客邪为寒，不能制膀胱之水故④也。⑤

少阴病，脉沉，气不能升也。细，气不能满也。数⑥，邪正交争也。病为在里，不可发汗。⑦

少阴病，脉微，阳已伤于内。不可发汗，复泄于外。阳亡故也。阳已虚，虽有尺中⑧弱涩之脉者，复不可下之。⑨尺中弱涩，是下焦有瘀。然阳已伤，有瘀亦不可下，恐亡阳也。

---

① 少阴篇：原文无，据原书目录补。
② 《伤寒论》第281条。
③ 少阴病……小便白者：此10字原本脱，据《伤寒论》补。
④ 故：《伤寒论》作"故令色白"。
⑤ 《伤寒论》第282条。
⑥ 沉，细，数：《伤寒论》作"细，沉，数"。
⑦ 《伤寒论》第285条。
⑧ 尺中：《伤寒论》作"尺脉"。
⑨ 《伤寒论》第286条。

病人脉_尺阴_寸阳俱紧，邪正相搏于脉中当无汗，今反汗出者，亡阳也。此属少阴，真火离经，当①咽痛而复吐，阳越于上也。利。②阳脱于下也。

脉阴阳俱紧者，口中出气③，唇口干燥，鼻中涕出④，少阴经气与邪相争，出于上窍也。蜷⑤卧足冷，阳气上移，下反不足也。舌上苔滑，肾阳上而挟水，水泛为痰也。勿妄治也。真阳离宅，汗之则外散，吐之则上越，下之则下脱也。到七日以来，阳气来复。其人微热⑥，手足温者，此为欲解。中于阴者，六日愈也。或到八九⑦日以上，其人反⑧发热，是来复而邪不去。此为难治。设使恶寒者，阳微于上，必欲呕也。腹内痛者，阳微于下。必欲利也。⑨

脉阴阳俱紧，至于吐利，往往吐利止，其脉紧，独不解，此似解而非解也。若紧脉去，人⑩安，不吐利。此欲解也。⑪吐利止而紧脉不去，是无脉而止也。吐利止而紧脉去，是阳回而止也。

少阴病，脉紧，至七八日，自下利，脉暴微，若是，阳脱，手足必冷。手足反温，脉紧反去，为欲解也，虽烦下利，阳离根有烦，

---

① 当：此上《伤寒论》有"法"。
② 《伤寒论》第283条。
③ 出气：《伤寒论》作"气出"。
④ 鼻中涕出：此4字《伤寒论》在"蜷卧足泛"下。
⑤ 蜷：原作"倦"，形误。据《伤寒论》及下文改。
⑥ 热：此上《伤寒论》有"发"。
⑦ 九：《伤寒论》无。
⑧ 反：此下《伤寒论》有"大"。
⑨ 见《伤寒论》辨脉法第一。
⑩ 人：《伤寒论》作"入"。
⑪ 见《伤寒论》辨脉法第一。

阳乍复亦烦，阳下脱有利，阴乍通亦利。必自愈。①上条言紧去，未言微，此条补言微。上条言利，未言手足温，此条补言手足温。

此以上三条是少阴中风，病在卫气，不在脏，不在营，所谓"中于阴，六日愈"者也。其言吉凶之兆，在脉紧不紧，手足温不温。

少阴病欲解时，从子至寅上。②子午，少阴经气来复时也。

少阴病，若利自止③，五脏阳已回。恶寒而蜷卧，寒邪虽未去，手足温，六腑阳亦回者，可治。④

少阴病，恶寒，蜷卧⑤，寒邪不去也。而利，五脏阳亡也。手足逆冷，六腑阳⑥亡也，不治。⑦

背为阳，腹为阴。阳盛反张，阴盛蜷卧。腑气绝，手足冷；脏气绝，利不禁。伤寒以阳为主，阳回则生，阴极则死。

少阴病，恶寒而蜷卧⑧，阴邪盛也。时自烦，欲去衣被者，阴欲化阳也。可治。⑨

少阴病，四逆⑩，四肢冷也。恶寒而蜷卧⑪，脉不至，阳微极也。

---

① 《伤寒论》第287条。
② 《伤寒论》第291条。
③ 若利自止：此上《伤寒论》有"下利"。
④ 《伤寒论》第288条。
⑤ 蜷卧：《伤寒论》作"身蜷"。
⑥ 阳：原作"伤"，形近而误，据文意改。
⑦ 《伤寒论》第295条。
⑧ 卧：《伤寒论》无。
⑨ 《伤寒论》第289条。
⑩ 四逆：《伤寒来苏集》作"四肢逆冷"。
⑪ 蜷卧：《伤寒论》作"身蜷"。

不烦而躁者，死①。②阳盛则烦，阴极则躁。气不静为烦，形不静为躁。

少阴病，吐利，守中之阳不足也。手足不逆冷，反发热者，卫外之阳尚存也。不死。脉不至者③，灸少阴七壮。④引外阳而归于内也。其穴在足内踝跟骨上，动脉陷中曰太溪，又一穴曰伏留⑤，在足内踝骨上二寸，动脉陷中。

少阴病，吐利，阳亡于内也。烦躁⑥，四逆者，阳亡于外也。死。⑦

少阴病⑧，脉微涩，呕而汗出，上焦阳已亡也。大便数少者⑨，下焦阳尚存也，宜⑩温其上，灸之⑪。⑫

少阴病，脉沉细⑬，但欲卧，汗出不烦，自欲吐，上焦阳中之阳已亡也。至六七⑭日自利，阴中下焦之阳亦脱也。后⑮烦躁不得卧寐者，阳中阳亡则不烦，但欲卧；阳乱则反躁，不得卧。死。⑯

少阴病，下利止，若阳回利，其人当安。而头眩，时时自冒者，

---

① 死：此下《伤寒论》有小字"一作吐利而逆者死"。
② 《伤寒论》第298条。
③ 者：此下《伤寒论》有小字"至，一作足"。
④ 《伤寒论》第292条。
⑤ 伏留：即"复溜"。
⑥ 烦躁：《伤寒论》作"躁烦"。
⑦ 《伤寒论》第296条。
⑧ 少阴病：此下《伤寒论》有"下利"。
⑨ 大便数少者：《伤寒论》作"必数更衣，反少者"。
⑩ 宜：《伤寒论》作"当"。
⑪ 之：此下《伤寒论》有小字"《脉经》云：灸厥阴，可五十壮"。
⑫ 《伤寒论》第325条。
⑬ 脉沉细：《伤寒论》作"脉微细沉"。
⑭ 六七：《伤寒论》作"五六"。
⑮ 后：《伤寒论》作"复"。
⑯ 《伤寒论》第300条。

阳气将脱也。利止者，非。阳回无物可行耳。死。①

病六七日，邪已过经，阳气来复。三部脉②皆至，脉道已通也。大烦而口噤不能言，其人烦躁③者，胃阳乍复，脾阳未④即复。阳道先通，阴道未即通耳。必欲解也。若脉和，其人大烦，目重，脸内际，即眼下包，其位属脾。黄者，脾阳复而脉通，得其正色，此正欲解时也。⑤

◎ 麻黄附子证

少阴病，腰痛身重。始得之，无汗恶寒⑥，若纯少阴，身不应热。反发热，是太阳，而太阳不应脉沉。脉沉者，是太阳、少阴两感也。麻黄附子细辛汤⑦主之。⑧

少阴病，始⑨得之二三日，麻黄附子甘草汤微发汗。以二三日无里⑩证，故微发汗也。⑪里证谓吐利、腹痛、烦躁等类，在经不在脏。

此与上条同一症，而以甘草易细辛者，盖少阴与太阳相表里，附子助少阴，麻黄开太阳，两味必不可去。惟少阴为三阴之枢，前则厥阴，后则太阴。少阴一逆，则厥阴不进，故

---

① 《伤寒论》第297条。
② 三部脉：《伤寒论》上有"手足"。
③ 烦躁：《伤寒论》作"躁扰"。
④ 未：原文作"末"，据文意改。
⑤ 见《伤寒论》辨脉法第一。
⑥ 无汗恶寒：《伤寒论》无。
⑦ 麻黄附子细辛汤：《伤寒论》作"麻黄细辛附子汤"。
⑧ 《伤寒论》第301条。
⑨ 始：《伤寒论》无。
⑩ 里：《伤寒论》无。
⑪ 《伤寒论》第302条。

一日加细辛，开少阴之前道也。再逆则太阴反却，故二三日加甘草，截太阴之后退也。三日以后，阴阳俱逆而相阻，经络不行，脏腑不通，不能施治矣。此即《热论》"两感"之治法也。

麻黄附子细辛汤

麻黄　细辛_{各三两}　附子_{一枚，炮①，去皮}

水一斗，先煮麻黄，减二升，去沫沸，纳诸药，煮取三升，去滓，温服一升，日三服。

麻黄附子甘草汤

前方去细辛，加甘草_{二两}。

水七升，煎法同前。

少阴病，八九日，一身手足尽热者，_{以肾经不通，火不得出，}热移在膀胱，_{膀胱经多血，血热妄行，}必便血也。②

少阴病，咳而下利，谵语者，被火气劫故也。_{肾主五液，其经不通，液不得上，心火上炎，复被火劫，火迫于肺，故咳。内外两火相并，必乱，故谵语。肾不上承，水不归膀胱，故下利。}必难③以用火强责少阴汗_{所致也}。④

少阴病，_{肾寒}，但厥，_{水不化气，卫气微，不能熏肌肉也。}无汗，_{液随气化，气不化，液亦不行也。}而强责⑤之，_{无液可动}。必动其血。未知从何道出，或从口鼻，或从目出，是名下无阳而厥，上无阴而竭，为难治。⑥

此三条少阴而不能用麻黄者也，故附于麻黄汤后，知其宜，亦须知其忌。

---

① 炮：原作"泡"，据《伤寒论》改。
② 《伤寒论》第293条。
③ 必难：此上《伤寒论》有"小便"。
④ 《伤寒论》第284条。
⑤ 责：《伤寒论》作"发"。
⑥ 《伤寒论》第294条。

◎附子汤证

少阴①病，身体痛，手足寒，骨节痛，脉沉者，阴盛阳气不通也。附子汤主之。②

少阴病，得之一二日，口中和，不干渴也。其背恶寒者，少阴属君火，火动口必干渴，火弱故不干渴而和。背为阳，阳虚故恶寒。当灸之，附子汤主之。③

附子汤④

附子二枚，炮　白术二两　人参二两　白芍　茯苓各二两

水八升，煮取三升，去滓，温服⑤一升，日三服。

少阴病，二三日不已，至四五日，腹痛，寒伤肾火，阳和不布也。小便不利，膀胱无火，气化不行也。四肢沉重，寒气化水，水多阴重也。疼痛，水积，气不通也。自下利者，水淫于脾也。此为有水气。其人或咳，水上射也。或小便利，水下趋也。或下利，水聚脾也。或呕者，水聚胃也。真武汤主之。⑥

真武汤

茯苓　白芍　生姜各三两　白术二两　附子一枚，炮

水八升，煮取三升，温服七合，日三服。咳者，加五味半

---

① 少阴：原作"大阴"，据《伤寒论》改。
② 《伤寒论》第305条。
③ 《伤寒论》第304条。
④ 附子汤：原文无，据《伤寒论》补。
⑤ 服：原作"和"，据《伤寒论》改。
⑥ 《伤寒论》第316条。

升,细辛一两①。小便利而下利者,去芍药、茯苓②,加生姜③一④两。呕者,去附子,加生姜,足前成半斤。此与附子汤皆肾寒主方,附⑤子汤无水,故有人参,无生姜。此有水,故去人参,加生姜。附子汤专治本,此兼治标。

太阳病发汗,汗出不解,卫汗出,营汗不出故也。其人仍发热,邪不去也。心下悸,头眩,身瞤动,振振欲擗⑥地者,阳欲亡也。真武汤主之。⑦

病发热头痛,身疼,恶寒,上吐下利者,阳明太阴,表里病也。名曰霍乱。欲饮水者,水停不行也。五苓散主之。寒多不用水者,气停不行也。理中汤⑧主之。⑨附子真武,寒中下焦,此寒中中焦。

理中汤

人参　炙草　白术　干姜

---

① 两:此下《伤寒论》有"干姜一两"。
② 小便利……茯苓:此12大字,《伤寒论》作"若小便利者,去茯苓。若下利者,去芍药"。
③ 生姜:《伤寒论》作"干姜"。
④ 一:《伤寒论》作"二"。
⑤ 附:原作"付",据文意改。
⑥ 擗:此下《伤寒论》有小字"一作僻"。
⑦ 《伤寒论》第82条。
⑧ 理中汤:《伤寒论》作"理中丸"。
⑨ 《伤寒论》作两条。第383条:"问曰:病发热、头痛、身疼、恶寒、吐利者,此属何病,答曰:此名霍乱。霍乱自吐下,又利止,复更发热也。"第386条:"霍乱,头痛、发热、身疼痛、热多欲饮水者,五苓散主之;寒多不用水者,理中丸主之。"

◎桃花汤证

少阴证，二三日至四五日，腹痛，小便不利，下利不止，便脓血者，此寒伤下焦，君火火弱，不能升于腰上阳位而生脾土，反伏于腰下阴位而克大肠金。土失火生，腹痛、下利。金被火克，小便不利，大便脓血。桃花汤主之。①

桃花汤

赤石脂一斤，半研用，半生用　干姜一两　粳米一升

方以石脂为君，石脂土中之液，色赤属火，有火生土之义。一半生用，直填大肠，取以塞空，盖火遇空则进，遇实则退也。一半研用，布散中焦，以补脾虚。佐以粳米之甘，协力培土。臣以干姜，取热气居中焦，召下焦君火上升以生脾土。又味辛，能散除外加之客寒，以救受制之君火也。

少阴病②，便脓血者，可刺。③未言其穴，又未言补针泻针，未敢妄议，姑俟识者。

◎四逆汤证上④

脉浮而迟，表热里寒，下利清谷，此胃阳亡于中焦，肾阳未亡于下焦。胃无阳不化物，故利清谷。膀胱有气，故表热。四逆汤主之。⑤

---

① 《伤寒论》第307条。
② 少阴病：此下《伤寒论》有"下利"。
③ 《伤寒论》第308条。
④ 上：原本无，据《伤寒来苏集》及文意补。
⑤ 《伤寒论》第225条。

下利清谷，胃肠亡矣。不可攻表，汗出必胀满。①中焦无阳，下焦尚有阳，汗出并亡膀胱之阳也。

下利腹胀满，里无阳也。身体疼痛，表有邪也。先温其里②。③后解其表。

伤寒下之后④，续得下利清谷不止，里阳亡也。身疼痛者，表未解也。急当救里，宜四逆汤⑤。⑥

病发热，头痛，表未解也。脉当浮而反沉，里无阳也。若表证不瘥，身体疼痛，然不可攻表，当救其里，宜四逆⑦汤。⑧

大汗，阳已散于外。若大下利，阳又脱于内。厥冷者，有阴无阳，四逆汤主之。⑨

大汗出，卫阳大散，客邪反入，热不去，内拘急，四肢疼，寒邪重也。又下利，厥逆而恶寒者，内阳欲亡也。四逆汤主之。⑩驱邪须赖阳气，阳足者以散为驱邪，阳虚者以补为驱邪。

呕而脉弱，小便复利，内无火也。身有微热，表有邪也。见脱⑪

---

① 《伤寒论》第364条。
② 先温其里：此下《伤寒论》有"乃攻其表。温里宜四逆汤，攻表宜桂枝汤"。
③ 《伤寒论》第372条。
④ 下之后：《伤寒论》作"医下之"。
⑤ 宜四逆汤：《伤寒论》作"后身疼痛，清便自调者，急当救表。救里宜四逆汤，救表宜桂枝汤"。
⑥ 《伤寒论》第91条。
⑦ 逆：原作"送"，形近而误，据改。
⑧ 《伤寒论》第92条。
⑨ 《伤寒论》第354条。
⑩ 《伤寒论》第353条。
⑪ 脱：《伤寒论》作"厥"。

者，阳将亡矣。难治。四逆汤主之。①

既吐且利，胃阳亡也。小便复利，肾寒微也。而大汗出，阳外散也。下利清谷，阳内绝也。内寒外热，阴盛于内，阳隔于外也。脉微欲绝者，四逆汤主之。②

吐利汗出，发热恶寒，四肢拘急，手足厥冷者，四逆汤主之。③扶阳以驱邪也。

自利不渴者，属太阴，以其脏有寒，故当温之。宜四逆汤④。⑤

少阴病，脉沉者，急温之，宜四逆汤。⑥肾阳虚也。

若膈上有寒饮者⑦，当温之，宜四逆汤。⑧脾阳虚也。

少阴病，下利清谷，胃无阳也。里寒外热，表有邪也。手足厥逆，脉微欲绝，阳气微矣。但阳果内绝，当无火象。身反不恶寒，其人面色赤。是内非纯阴也。或腹痛，或干呕，或咽痛，或利止，此皆君火与寒邪交争于少阴，经脉所过之地也。脉不出者，是邪重阳微，争不胜，不得通故也。通脉四逆汤主之。⑨此胃无阳而肾有阳者也。

下利脉沉而迟，寒邪重也。其人面少赤，身有微热，真阳尚存，能与寒邪争也。下利清谷者，胃阳已亡。必郁冒汗出而解，胃在上，肾在下，上焦之阳亡，必待下焦之阳上升，而后胃阳得复于内。胃阳复于内，而后渐达而

---

① 《伤寒论》第377条。
② 《伤寒论》第389条。
③ 《伤寒论》第388条。
④ 宜四逆汤：《伤寒论》作"宜服四逆辈"。
⑤ 《伤寒论》第277条。
⑥ 《伤寒论》第323条。
⑦ 寒饮者：《伤寒论》作"寒饮，干呕者，不可吐也"。
⑧ 《伤寒论》第324条节录。
⑨ 《伤寒论》第317条节录。

外。郁冒者，胃阳初复也。汗出者，阳气通也。**必微厥**①，所以然者，其面**戴阳**，是肾中君火之色发于上也。肾火发于上，则下焦反虚。**下虚**，故有此微厥也。②此胃阳亡而肾阳存，所以亦能退邪，但未免劳其肾气矣。

吐已下断，断亦已也。**汗出而厥，四肢拘急**③，**脉微欲绝**，汗出而厥、脉微欲绝，是真火将亡。四肢拘急，是相火妄动。君火须助，相火须平。**通脉四逆加猪胆汁**④**汤主之**。⑤猪胆苦寒，直趋下焦，加于大热药中，抑相火而使之下，引君火而使之上。令相统于君，权归于一，而火用得其正矣。

吐利止而脉平⑥，食谷，小烦者，以新虚不胜谷气故也。⑦

四逆汤

甘草二两，炙　干姜一两半　附子一枚，生用，去皮，破八片

上三味，以水三升，煮取一升二合，去滓，分温再服。强人可大附子一枚，干姜三两。

通脉四逆汤

甘草二两，炙　附子大者一枚，生用，去皮，破八片　干姜三两，强人可四两

上三味，以水三升，煮取二升二合，去滓，分温再服，其脉即出者愈。面色赤者，加葱九茎。腹中痛者，去葱，加芍药二两。呕者，加生姜二两。咽痛者，去芍药，加桔梗一两。利止脉不出者，去桔梗，加人参二两。病皆与方相应者，乃服之。

---

① 必微厥：此上《伤寒论》有"病人"。
② 《伤寒论》第366条。
③ 拘急：此下《伤寒论》有"不解"。
④ 汁：《伤寒论》无。
⑤ 《伤寒论》第390条。
⑥ 吐利止而脉平：《伤寒论》作"吐利，发汗，脉平"。
⑦ 《伤寒论》第391条。

伤寒六七日，大下后，寸脉沉而迟，肺气微也。手足厥冷①，下部脉不至，脾阳微也。咽喉②不利，吐③脓血，上焦血不能还心也。泄利不止者，脏气绝也。为难治④。⑤旧用麻黄升麻汤，然殊不近理。柯韵伯谓非仲景原方，似有所见。

麻黄升麻汤

麻黄二两半，去节　升麻一两一钱　当归一两一分　黄芩　葳蕤各一大株　知母　芍药各十八株　天冬去心　桂枝去皮⑥　茯苓　炙草　石膏碎　白术　干姜各六钱

上十四味，以水一斗，先煮麻黄一二沸，去上沫，纳诸药，煮取三升，去滓，分温三服。相去如炊三斗米顷，令尽，汗出愈。

发汗，伤阳。若下之，复伤阴。病仍不解，烦躁者，阳欲脱也。茯苓四逆汤主之。⑦固阴以收阳也。

茯苓四逆汤

茯苓四两　人参一两　附子一枚，去皮，生用，切八片　甘草二两，炙　干姜一两五钱

上五味，以水五升，煮取三升，去滓，温服七合，日三服。

---

① 冷：《伤寒论》作"逆"。
② 咽喉：《伤寒论》作"喉咽"。
③ 吐：《伤寒论》作"唾"。
④ 为难治：此下《伤寒论》有"麻黄升麻汤主之"。
⑤ 《伤寒论》第357条。
⑥ 天冬去心　桂枝去皮：原作"天冬去皮心"，据《伤寒论》改。
⑦ 《伤寒论》第69条。

茯苓感天地太和之气，不假根而生。阴亡不能遽①补，无阴而回阳，阳又无所依。于无阳处救阴，无阴处收阳。唯有此法。

下后复发汗，当汗而下，先虚其里，复发其汗，里阳将脱。昼日烦躁不得眠，阳不治于昼也。夜而安静，阴自治也。不呕，不渴，里无热也。无表证，脉沉微，身无大热者，纯阴无阳也。附子干姜汤②主之。③

附子干姜汤

干姜一两　附子一枚，去皮，生用，切八片

上二味，以水三升，煮取一升，去滓，顿服。

◎ 吴茱萸汤证

少阴病，手足厥冷④，寒过臂胫，是四逆。寒在指掌，是厥冷。烦躁⑤者，吴茱萸汤主之。⑥从木达火，帝出乎震也。

干呕，吐涎沫，阳气格于胸中也。头痛，阴气极于头上也。吴茱萸汤主之。⑦升阳气以散阴寒也。

食谷欲呕者，属寒气在胃，阳明也，吴茱萸汤主之。得汤反剧者，属上焦也。⑧凡膈上之位皆寒，不独胃中也。

此三条是通火之生气，以救少阴也。盖少阴之生气出于

---

① 遽：急速，仓促。
② 附子干姜汤：《伤寒论》作"干姜附子汤"。
③ 《伤寒论》第61条。
④ 手足厥冷：此上《伤寒论》有"吐利"。厥，《伤寒论》作"逆"。
⑤ 烦躁：此下《伤寒论》有"欲死"。
⑥ 《伤寒论》第309条。
⑦ 《伤寒论》第378条。
⑧ 《伤寒论》第243条。

肝，水寒则木气不舒。木性喜达，欲达不得，故烦躁。木郁土中，土不得宁，故吐利。病本在肾，而病机在肝。坎中之阳，从震宫出。出则木又生火，生生不绝，不出则火之苗绝而死。吴茱萸辛苦大热，入通于肝，肝温则木达而遂其生，木达则火气通，火气通则生生不绝。少阴而用厥阴药者，此也。

吴茱萸汤

吴茱萸一升，洗七次　人参三两　生姜六两　大枣十二枚

水七升，煮取二升。温服七合，日三服。诸呕，谷不得下者，小半夏汤主之。反胃，呕吐者，大半夏汤主之。反胃吐而渴欲饮水者，茯苓泽泻汤主之。

茯苓泽泻汤①

茯苓　泽泻　桂枝　白术　甘草　生姜

干呕哕，若手足厥者，橘皮汤主之。

橘皮汤②

橘皮　生姜

呕逆者，橘皮竹茹汤主之。

橘皮竹茹汤③

前方加竹茹　大枣　甘草　人参。

◎ 白通汤证

少阴病，下利，下焦寒也。脉微，下焦虚，阳不能上出也。与白通

---

① 茯苓泽泻汤：原文无，据文例补。
② 橘皮汤：原文无，据文例补。
③ 橘皮竹茹汤：原文无，据文例补。

汤。利不止，厥逆无脉，真火欲亡也。干呕烦者，相火无归也。白通加猪胆汁汤主之。壮君火以统摄相火，抑相火以归依君火也。服汤后，脉暴出者死，老阳尽出也。微续者生。①少阳渐生也。

白通汤

葱白四茎　干姜十两②　附子十枚③，去皮，生用，切八片

上三味，以水三升，煮取一升，去滓，分温再服。

白通加猪胆汁汤

本方加人尿五合、猪胆汁一合。

和合④相得，分温再服。无猪胆汁，亦可服。论中无人尿，方中反云无猪胆亦可，以人尿咸寒亦能抑相火也。

下利，手足逆⑤冷，无脉者，灸之，灸丹田穴。不温，若脉不还，反微喘者死⑥。⑦

下利⑧，脉绝，手足厥逆，晬⑨时脉还，手足温者生。阳回也。脉不还者死。⑩

此二条不呕、不烦，是君相两火俱绝，故不立方。

---

① 《伤寒论》第315条。
② 十两：《伤寒论》作"一两"。
③ 十枚：《伤寒论》作"一枚"。
④ 合：《伤寒论》作"令"。
⑤ 逆：《伤寒论》作"厥"。
⑥ 反微喘者死：此下《伤寒论》有"少阴负趺阳者，为顺也"。
⑦ 《伤寒论》第362条。
⑧ 下利：此下《伤寒论》有"后"。
⑨ 晬：一昼夜。原作"晬"，据《伤寒论》改。
⑩ 《伤寒论》第368条。

◎黄连阿胶汤证

少阴病，得之二三日①，心中烦，不得卧，此肾火上并于心，心火太过，心液反伤，心气不降也。阿胶黄连汤主之。②

黄连阿胶汤

黄连四两　阿胶三两　黄芩　芍药各二两　鸡子黄三枚

上五味，以水六升，先煮三物，取二升，去滓。纳阿胶烊尽，少③冷。纳鸡子黄，搅令相得。温服七合，日三服。

此方以血气之属，交合心肾，甘平之味，滋阴和阳。使水升火降，阴火归其根也。盖心肾相通，皆属少阴，乃君火出入之地。肾火上则加于心，心火降则归于肾。一升一降，往来不绝而火常存。升者不降则上越，降者不升则下脱，上越下脱，其亡一也。而其升降必赖液以行，故此方药皆滋液，意实存阳。其义至深，其理至确也。

◎猪苓汤证

少阴病，下利六七日，咳而呕渴，津液下泄，水不上升，上焦燥也。不得眠者④，肾水不升，心火不降，心肾不得交也。猪苓汤主之。⑤

---

① 二三日：此下《伤寒论》有"以上"。
② 《伤寒论》第303条。
③ 少：《伤寒论》作"小"。
④ 不得眠者：此上《伤寒论》有"心烦"。
⑤ 《伤寒论》第319条。

猪苓汤

猪苓　茯苓　泽泻　滑石　阿胶各一两

上五味，以水四升，煮四味，取二升，纳阿胶烊尽。温服七合，日一服①。

阳明病②，若脉浮，发热，渴欲饮水，小便不利者，心火不降，移热于胃也。猪苓汤主之。③

阳明病，汗多而渴者，不可与猪苓汤。以汗多胃中燥，猪苓汤复利其小便也。④此与上皆胃阴不足，而一与猪苓汤，一禁猪苓汤，以一有汗，一无汗也。

◎猪肤汤证

少阴病，下利，肾水虚，肾火不密，循经气而上越。咽痛，胸满，心烦者，阳并于上，阴并于下。火不下还于肾，水不上承于心。猪肤汤主之。⑤猪为水畜，津液在肤。佐以白蜜、白粉之甘，泻心润肺，滋化源，培水母，水升火降。上得水而热除，下得火而利止矣。

猪肤汤

猪肤一两⑥

上一味，以水一斗，煮取五升，去滓，加白蜜一升，白粉⑦

---

① 日一服：《伤寒论》作"日三服"。
② 阳明病：《伤寒论》无。
③ 《伤寒论》第223条。
④ 《伤寒论》第224条。
⑤ 《伤寒论》第310条。
⑥ 一两：《伤寒论》作"一斤"。
⑦ 白粉：大米粉。

五合，熬香，和令相得，分温六合①。

附咽痛诸方

少阴病二三日，咽痛者，可与甘草汤。不瘥者，与桔梗汤。②

甘草汤

甘草二两

上一味，以水三升，煮取一升半，去滓，分温再服。

桔梗汤

甘草　桔梗各二两

余同前法。

少阴病，咽中痛，半夏散及汤主之。③少阴脉循喉咙，风客其脉，少阴火气不通，故痛。若少阴水竭，火发而痛，不在此例。

半夏散

半夏　桂枝　甘草

上三味，各等分，各捣筛已，合治之。白饮和服方寸匕，日二④服。若不能散服，以水一升，煎七沸，纳散方寸匕⑤，更煮三沸，下火令冷⑥，少少咽之⑦。

---

① 分温六合：《伤寒论》作"温分六服"。
② 少阴病二三日……与桔梗汤：此条原无，据《伤寒来苏集》补。《伤寒论》第311条。
③ 《伤寒论》第313条。
④ 二：《伤寒论》作"三"。
⑤ 方寸匕：《伤寒论》作"两方寸匕"。
⑥ 冷：《伤寒论》作"小冷"。
⑦ 少少咽之：此下《伤寒论》有"半夏有毒，不当散服"。

少阴病，呕而①咽中伤，生疮，不能语②，声不出者。少阳火郁，伤及血分，客邪闭之也。苦酒汤主之。③上条在少阴卫分，此条在少阴营分。

苦酒汤

半夏十四枚，洗，破如枣核大　　鸡子一枚，去黄，存白留壳中

上二味，纳半夏、苦酒著鸡子④内⑤，以鸡子置刀环中，安火上，令三沸，去滓。少少含咽之。不瘥，更作三服⑥。

◎少阴篇总注

《内经》曰"太冲之地，命⑦曰少阴"，少阴之位也；曰"贯肾，络肺，系舌本"，少阴之脉也；肾者，少阴之脏也；君火，少阴之气也；精髓，少阴之液也；骨者，少阴之形也。《热论》曰"五日少阴"，以位言；仲景曰"少阴病，四逆，恶寒而蜷卧，脉不至"，以脏言。《热论》以传经言，营卫之气郁于其中也，属热下法；仲景以直中言，风寒之气客于其中也，属寒温法。下法所以通阳，温法所以存阳。而通阳正所以存阳，存阳不外乎通阳，视其所急何在耳。身命之本，存乎真阳。真阳之根，藏于少阴。阳从阴守，密而后固。阳从阴化，

---

① 呕而：《伤寒论》无。
② 语：《伤寒论》作"语言"。
③ 《伤寒论》第312条。
④ 鸡子：此下《伤寒论》有"壳"。
⑤ 纳半夏、苦酒著鸡子内：《伤寒论》作"纳半夏、著苦酒中"。
⑥ 服：《伤寒论》作"剂"。
⑦ 命：《素问·阴阳离合论篇第六》作"名"。

通而后生。然通不得尽出，尽出则散；守不得竟闭，竟闭则死。藏于坎必须出乎离，出乎离又须还于坎。出必因乎震，吴茱萸汤为肝设，即为肾设，入必藉乎兑。阿胶鸡子黄汤为肺设，即为肾设，但于水火二气求之，未知圆通之妙理也。而一言以蔽之，仲景少阴一篇，无非存坎中一点真阳而已。

厥阴篇①

◎厥阴脉证

厥阴之为病，寒中于肝，肝气内动，与邪相搏。消渴，气上撞心，心中热疼②，肝藏相火，肝动必挟相火而上，相火属热故也。饥胃中存谷，被热消去也。而不欲食，营气属肝，肝病营气不和也。食即吐蛔，肝属风，风郁成虫，虫闻食臭③而上也。下之利不止。④肝气行于下也。

伤寒，腹满，是肝气内动，动而不达于外，转犯脾络也。谵语，肝藏魂，肝动魂不安也。如见鬼神，与阳明詈骂有辨。脉⑤浮而紧，《内经》曰：脉浮而紧，名曰弦。此肝乘脾也，名曰纵，刺期门。⑥泄肝热也。

伤寒发热⑦，啬啬恶寒，肝热移于肺也。《经》曰："肺热则洒淅恶寒。"大渴欲饮水，热伤肺津，借外救也。其腹必满，肺主气，肺病，气不布化也。名曰横，克其所胜曰纵，侮所不胜曰横。刺期门⑧。期门，肝穴，泄肝邪也。自汗出，肝气外通也。小便利，肺气内降也。其病欲解。⑨

---

① 厥阴篇：原文无，据原书目录补。
② 热疼：《伤寒论》作"疼热"。
③ 臭（xiù，音秀）：气味。
④ 《伤寒论》第326条。
⑤ 脉：此上《伤寒论》有作"寸口"。
⑥ 《伤寒论》第108条。
⑦ 热：原作"汗"，据《伤寒论》改。
⑧ 名曰横，刺期门：《伤寒论》在本条末尾。
⑨ 此《伤寒论》第109条，作"伤寒发热，啬啬恶寒，大渴欲饮水，其腹必满，自汗出，小便利，其病欲解，此肝乘肺也，名曰横，刺期门"。

厥阴病，渴欲饮水者，木喜水也。少少与之愈。①

厥阴中风，脉微浮，木欲达也。为欲愈。不浮，木未达也。为未愈。②

厥阴病欲解时，从丑至卯上。③寅卯肝木用事，主气旺，邪气退也。

凡伤寒病后，腹中动气者，肝不静也。不可汗，亦不可下。④
厥阴无汗、下法。

◎ 四逆汤证下⑤

手足厥冷⑥，脉细欲绝者，无吐利，非太阴，无烦躁，非少阴，寒在厥阴，肝主血，血寒也。当归四逆汤主之。⑦

当归四逆汤

当归　桂枝　芍药　细辛各三两　甘草　通草炙，各二两　大枣二十五枚

上七味，以水八升，煮取三升，去滓，温服一升，日三服。

若其人内有久寒者，宜当归四逆加吴萸生姜汤。⑧

---

① 《伤寒论》第329条。
② 《伤寒论》第327条。
③ 《伤寒论》第328条。
④ 见《伤寒来苏集·伤寒论注》卷四。
⑤ 四逆汤证下：原作"四逆汤证"，据《伤寒来苏集》及文意改。
⑥ 冷：《伤寒论》作"寒"。
⑦ 《伤寒论》第351条。
⑧ 《伤寒论》第352条。

当归四逆加吴萸生姜汤

即前方加吴萸一升，生姜半斤_{切片}。

上九味，以水六升，清酒六升和，煮取五升，去滓，温分五服。

凡厥者，阴阳气不相顺接，便为厥。_{十二经脉，阴传阳，阳传阴，手传足，足传手。不顺接则气不通，不通则不达。}厥者，手足逆冷是也。①

诸四逆厥者，不可下之，虚家亦然。②

伤寒五六日，不结胸，腹濡，_{腑无物也。}脉虚，_{经无血也。}复厥者，不可下之。此为亡血，下之死。③

病者手足厥冷，言我不结胸，小腹满，_{水不化气也。}按之痛者，此冷结在膀胱关元也。④_{关元在脐下三寸，三阴任脉之会，宜灸之。}

伤寒脉促，手足厥者⑤_{阴盛阳不得出也，}可灸之⑥。⑦

伤寒六七日，脉微，手足厥冷，烦躁，_{肾阳不得出也。}灸厥阴⑧。⑨_{阳不得入，灸少阴。阳藏于坎也，阳不得出。灸厥阴，帝出乎震也。}

---

① 《伤寒论》第337条。
② 《伤寒论》第330条。
③ 《伤寒论》第347条。
④ 《伤寒论》第340条。
⑤ 手足厥者：《伤寒论》作"手足厥逆"。
⑥ 之：此下《伤寒论》有小字"促，一作纵"。
⑦ 《伤寒论》第349条。
⑧ 灸厥阴：此下《伤寒论》有"厥不还者，死"。
⑨ 《伤寒论》第343条。

◎乌梅①丸证

伤寒脉微而厥,至七八日肤冷,阳气微也。其人躁,无暂安时者,微阳无根,扰乱于内也。此为脏厥,脏气皆绝。非蛔厥也。蛔厥者,其人当吐蛔。今病者静而复烦②,与躁无安时不同。此非③脏寒。阳乱于内之躁烦。蛔上入膈,故烦④,得食而呕。又烦者,蛔闻食臭出,故吐蛔⑤。吐蛔⑥者,胃寒肝热,热被寒郁,风木也,不达也。乌梅丸主之。又主久利。⑦是肝水下行之利,非脾虚下陷之利。

乌梅丸

乌梅二⑧百枚　细辛六两　干姜十两　黄连十六两　当归四两　附子六两,炮,去皮　蜀椒四两,炒,去汗　桂枝六两,去皮　人参六两　黄柏六两

上十味,异捣筛,合治之。以苦酒渍乌梅一宿,去核,煎之五升米⑨,饭熟为度⑩,捣⑪成泥,和药令相得。纳臼中,与

---

① 梅:原作"悔",据文意改,形近而误。
② 今病者静而复烦:《伤寒论》作"令病者静而复时烦者"。
③ 非:《伤寒论》作"为"。
④ 故烦:此下《伤寒论》有"须臾复止"。
⑤ 故吐蛔:《伤寒论》作"其人常自吐蛔"。
⑥ 吐蛔:《伤寒论》作"蛔厥"。
⑦ 《伤寒论》第338条。
⑧ 二:《伤寒论》作"三"。
⑨ 煎之五升米:《伤寒论》作"蒸之五斗米下"。
⑩ 为度:《伤寒论》无。
⑪ 捁:《伤寒论》作"捣"。

蜜杵三①千下，丸如梧子大。先食饮服十丸②，日三服，稍加至二十丸。禁食③冷、滑物，臭食等。蛔从风化，得酸则静，得辛则伏，得苦则下。

蛔虫之为病，令人吐涎，心痛，发作有时，毒药不止，甘草粉蜜汤主之。

甘草粉蜜汤

将甘草先煎，纳蜜搅和服。

◎ 复脉汤证

伤寒脉代结，肝主血，脉为血府，肝热则血干，血干则脉道涩也。心动悸者，血干不流，不得归心也。炙甘草汤主之。④

炙甘草汤

炙草四两　桂枝　生姜各三两　麦冬半斤　麻仁半斤　人参　阿胶各二两　大枣十三枚　生地一斤

上九味，以酒七升，水八升，先煎八味，取三升，去滓，纳胶令温，一升日三服。

脉来缓，时一止复来者，名曰结。脉来数，时一止复来者，名曰促。阳盛则促⑤，阳忽趋而忽厥也。阴盛则结，阴遇阳而不接也。此皆病脉。又脉来动而中止，更来小数，中有还者反动，

---

① 三：《伤寒论》作"二"。
② 十九：原无，据《伤寒论》补。
③ 食：《伤寒论》作"生"。
④ 《伤寒论》第177条。
⑤ 阳盛则促：此上《伤寒论》有"脉"。

名曰结，阴也。脉来动而中止，不能自还，因而复动者，名曰代，阴也。得此脉者难治①。②

脉瞥瞥③，如羹上肥者，阳气衰④也。脉萦萦，如蜘蛛丝者，阴气衰也⑤。浮而虚大者，阳已无根。沉而虚细者，阴已无根。⑥阳气即卫气，根在肾；阴气即营气，根在肝。

其脉浮而汗出如流珠者，卫气衰也。脉绵绵，如泻漆之绝者，亡其血也。⑦

伤寒咳逆上气，其脉散者死，形以守气，形伤于寒，故气上。脉散，形不守气也。谓其形损故也。⑧

脉浮而洪，身汗如油，喘而不休，水浆不下，形体不仁，乍静乍乱，此为命绝也。⑨

又未知何脏先受其灾⑩？若汗出发润，喘而不休者，此为肺先绝也。阳反独留，形体如烟熏，直视摇头者，此为心绝也。唇吻反青，四肢漐⑪习者，此为肝绝也。环口黧黑，柔汗发

---

① 难治：此上《伤寒论》有"必"。
② 《伤寒论》第178条。
③ 瞥瞥：虚浮的样子。
④ 衰：《伤寒论》作"微"。
⑤ 阴气衰也："阴"《伤寒论》作"阳"。"也"下《伤寒论》有小字"一云阴气"。
⑥ 自"脉瞥瞥"至"阴气衰也"24字见《伤寒论》辨脉法第一，自"浮而虚大者"至"阴已无根"18字，疑作小字。
⑦ 见《伤寒论》辨脉法第一。
⑧ 见《伤寒论》辨脉法第一。
⑨ 见《伤寒论》辨脉法第一。
⑩ 灾：原作"央"，形误，据《伤寒论》改。
⑪ 漐：原作"蛰"，形误，据《伤寒论》改。

黄者，此为脾绝也。溲便遗失，狂言，目反视①者，此为肾绝也。②

又未知何脏阴阳先③绝者？阳气前绝④，阴气后绝⑤者，其人死，身⑥必青。阴气先⑦绝，阳气后竭者，其人死，身⑧必赤，腋下温，心下热也。⑨

◎白头翁汤证

热利下重者，《内经》曰："小肠移热于大肠为虚瘕。"小肠承胆气之热。胆旺则小肠之热有余，而移于大肠。大肠属金，其性涩；胆属木，其性达。木欲达而金涩之，金欲涩而木达之，故利而下重也。白头翁汤主之。⑩

下利欲饮水者，以大肠中有木火之热故也，白头翁汤主之。⑪

下利，脉沉弦者，胆热陷于大肠，下重也。脉大者，火旺也，为未止。脉微弱数者，火薄也。为欲自止，虽发热，火气蒸动耳。不死。⑫

---

① 视：此上《伤寒论》有"直"。
② 见《伤寒论》辨脉法第一。
③ 先：《伤寒论》作"前"。
④ 阳气前绝：此上《伤寒论》有"若"。
⑤ 绝：《伤寒论》作"竭"。
⑥ 身：此下《伤寒论》有"色"。
⑦ 先：《伤寒论》作"前"。
⑧ 身：此下《伤寒论》有"色"。
⑨ 见《伤寒论》辨脉法第一。
⑩ 《伤寒论》第371条。
⑪ 《伤寒论》第373条。
⑫ 《伤寒论》第365条。

下利脉数，有微汗出①，令②自愈，设脉复紧者，里尚有热，为未解。③

下利脉数而渴者，相火上行也。令自愈。设不瘥，热入血分矣。必圊④脓血，以有热故也。⑤

下利，木因相火下陷，脉应沉弦，而反浮数⑥，火上行矣，利当愈。尺中自涩者，涩为血不行，是下焦之血已被火伤矣。必圊脓血。⑦

伤寒六七日不利，复⑧发热而后利，其人汗出不止者，阳气外散，内脱也。死，有阴无阳故也。⑨似白头翁证而实非白头翁证也。

白头翁汤

白头翁二两　黄连　黄柏　秦皮各三两

上四味，以水七升，煮取二升，去滓，温服一升。

白头翁临风偏静，风静则火无势。秦皮木小而高，得阳升之气。连、柏性寒解热，相火热利之正治也。

妇人产后下利极虚，白头翁加甘草阿胶汤主之。

---

① 有微汗出：《伤寒论》作"有微热，汗出"。
② 令：《伤寒论》作"今"，下条之"令"同。
③ 《伤寒论》第361条。
④ 圊：《伤寒论》作"清"，下条之"圊"同。
⑤ 《伤寒论》第367条。
⑥ 反浮数：此上《伤寒论》有"寸脉"。
⑦ 《伤寒论》第363条。
⑧ 复：《伤寒论》作"便"，疑为形误。
⑨ 《伤寒论》第346条。

◎厥阴篇总注

两阴交尽名曰厥阴，入阴之尽，即出阳之始。故其脉循阴器络胆贯膈，循喉咙之后，入颃颡，连目系，上额，与督脉会三阴。惟厥阴上头，火从木通也。又胆藏于肝，相火居之。相火于六气属热，脏不受寒邪，受寒邪者其经耳。其经受寒，其脏之火郁不得出。或乘胃为消渴，为气上，为心疼，为吐蛔；或乘脾为腹满，为谵语；或移于肺为恶寒、渴水；或淫于小肠为热利下重，甚则圊血。此皆相火之化。若其经有寒邪，可用热以散之。而散其经之寒，仍须防其脏之热，此乌梅丸所以为厥阴驱寒之正法也。然亦为初受邪者设，若日久邪并化热，必以救阴为主，故曰厥阴有泻无补也。

◎热厥利证

伤寒一二日至四五日，当传太阴，太阴脾脏不受邪，热不得入，留于脾络中。而厥者，必移于胃络而发热。盖脾络胃，胃络脾也。前发①热者，后亦②必厥。此所谓前发热即厥，后之热以有复厥，故谓之前。犹云"既发热必复厥"也。盖入阴不得，必还于阳；出阳不得，复入于阴。忽阴忽阳，转移于脾胃两络中，缠绵不解。在脾络则厥，在胃络则热也。厥深，甚也。者，热亦深；厥微者，热亦微。厥应下之，按其病情，必其人平素阴虚阳盛，其气降少升多，邪欲下传，为阳气升而上还，因而或出或入，转徙于脾胃两络中。而脾络亦布于胃，故热气独盛于胃。应下之者，是益胃阴，降胃阳。五汁饮之类，非承气也。而反发汗者，胃

---

① 发：《伤寒论》无。
② 亦：《伤寒论》无。

热必上走空窍而出于口。必口伤烂赤。①

脉滑而厥者②，胃里有热也，白虎汤主之。③上详病情，此详脉及方也。按《热厥利证》十二条而方只此一首，当以胃热为宗旨。

伤寒病，厥五日，热入脾络也。热亦五日，热出胃络也。设六日当复入脾络，厥。而不复厥者，热已从胃络散，自愈。厥终不过五日，以热五日，故知自愈。④

伤寒热少厥微，指⑤头寒，言厥不过如此也。默默⑥不欲食，烦躁，言热不过如此也。数日，小便利，色白者，此热除也，欲得食为愈⑦。此热在卫不在营，故易散。以小便白，欲食，知血不受热，尽从气散。若厥虽微，而呕，胸中逆满⑧者，是热在营分，伤其血络。其后必便血。⑨阴络伤则血下溢也。

伤寒发热四日，热在胃络也。厥反三日，热入脾络也。复热四日。还出胃络也。厥止三日为数少，热已八日为数多，是其病，出阳分散也。当愈。若复热四日，其热即除，亦不复厥，病为愈矣。若复热之时，自四日至七日热不除者，则又热邪太盛，不能尽散，流入络中血分。其后⑩必便脓血也。⑪

---

① 《伤寒论》第335条。
② 脉滑而厥者：此上《伤寒论》有"伤寒"。
③ 《伤寒论》第350条。
④ 《伤寒论》第336条。
⑤ 指：此下《伤寒论》有小字"一作销"。
⑥ 默默：《伤寒论》作"嘿嘿"。
⑦ 为愈：此上《伤寒论》有"其病"。
⑧ 胸中逆满：《伤寒论》作"胸胁烦满"。
⑨ 《伤寒论》第339条。
⑩ 其后：《伤寒论》无。
⑪ 《伤寒论》第341条。

伤寒热入脾络，厥四日，热出胃络，热反三日，复入脾络厥五日，其病为进。寒多热少，阳气退，故为病①进也。②热在胃络曰散于外，热在脾络曰结于中。

伤寒，始热在胃络，发热六日，热入脾络，厥反九日，是阳络热出少，阴络热入多，阴结可虑矣。而利。是地道通，阴结不足虑。但热厥则喜其利，寒厥又患其利，将何以知其为热厥而不为寒厥乎？此其中亦自可辨也。凡厥利属寒者，当不能食。今反能食者，是热非寒矣。而能食，犹未信其为真热也。恐其能食者，非胃之真气，乃下焦阳气，因胃热而上从，如《经》所谓"阳盛于上，则下从上"者，则为除中③。然胃气之能食，与除中之能食，亦自有分。食以索饼④，若除中之能食，得饼必发热。不发热者，知胃气尚在，非除中也。必愈。然又恐其食饼不发热者，非真胃气，或是脾络中所蓄之暴热来出于胃而复去于胃也。食饼时适当热去，故不发热耳。以其前热六日，厥反九日，厥与热不相当，厥多热少，或阴中之热未能尽从阳化，则其愈尚未可期也。后三⑤日脉之，其热续在，则非多厥少热矣。脉和者⑥，是真胃气在矣。期之是日⑦夜半愈。所以然者，本发热六日，厥反九日，复发热三日，并前六日，亦为九日，与厥相应，故期之是日夜半愈。此后三日其脉和者则然耳。若后三日脉之，而脉数，其热不罢者，此为脾络中之热气有余，积于内不能尽从胃化，故热厥不除，脉亦不和。必热壅经络而发痈脓也。⑧

---

① 病：《伤寒论》无。
② 《伤寒论》第342条。
③ 除中：此下《伤寒论》有小字"一云消中"。
④ 索饼：原作"素饼"，据《伤寒论》改。索饼，面条之类。
⑤ 三：《伤寒论》无。
⑥ 脉和者：《伤寒论》无。
⑦ 是日：此处及下句之"是日"，《伤寒论》均作"旦日"。
⑧ 《伤寒论》第332条。

伤寒，热入脾络。先厥，热出胃络，后发热而利者，胃阴能降，热随利去。必自止，利止不复，厥病为愈矣，利止而复。见厥，是热复入脾，后必复出胃。复利。①

伤寒，先厥，热入脾络也。后发热，热出胃络。而下利，热随利降也。必自止。而反汗出，咽中痛者，是热转上升。其喉为痹，若但发热无汗，而利，热不上移。必自止。若不止，是热由气分转入血分，利不止。必便脓血。便脓血者，热伤下焦阴络，不从上升。其喉不痹。②

发热而厥，阳盛于上，下气从上。下气从上，下阳不足，故厥。阳盛于上，上阳有余，故发热。七日下利，阳气七日来复，下利，下焦阳不来复也。为难治。③

伤寒发热，上阳盛也。下利至甚，下阳虚也。厥不止者，阳从上散矣。死。④

伤寒发热，上阳盛也。下利，下阳虚也，厥逆，烦⑤躁不得卧者，无根之阳将散而乱也。死。⑥此与上三⑦条同义。此言躁不得卧，上二条一言厥不止，一言七日利，交互见意。

热厥利一证，伤寒邪传太阴之变证也。因其人阴虚阳旺，下气多升，热传脾不得而还于胃，表有邪又不得出。邪气、正气两相攻击，往来于脾胃，悉化为热。其或专走卫气者，热过自衰而愈；其或兼犯营血者，热蒸血瘀，便血痛脓；或热走上

---

① 《伤寒论》第331条。
② 《伤寒论》第334条。
③ 《伤寒论》第348条。
④ 《伤寒论》第345条。
⑤ 烦：《伤寒论》无。
⑥ 《伤寒论》第344条。
⑦ 三：疑作"二"。

窍，喉痹咽痛；或胃阴能降，热从利去。皆不至死。惟阳极于上，下气从上，上极下离。上之阴不降而厥不止，下之阳不归而利不止，则为死病矣。

◎ 阴阳易证

伤寒阴阳①易之为病，其人身体重，督脉惫也。少气，宗气不流也。小②腹里急，冲任脉中有邪气也。小便不利③，水道热也。阴中拘急④，火在宗筋也。热上冲胸，肾气动也。头重不能举，眼中花⑤，膝胫拘急者，肾水伤也。烧裈散主之。⑥

烧裈散

取妇人裈中近阴处者烧灰。以水和服方寸匕，日三服，小便即利，阴微肿则愈。妇人病取男子裈裆烧灰。

◎ 诸寒热证

病人身大热，反欲近⑦衣者，热在皮肤，寒在骨髓也。病

---

① 阳：《伤寒论》无。
② 小：《伤寒论》作"少"。
③ 小便不利：《伤寒论》无。
④ 阴中拘急：《伤寒论》作"或引阴中拘挛"。
⑤ 花：此上《伤寒论》有"生"，此下《伤寒论》有小字"花，一作膀"。
⑥ 《伤寒论》第392条。
⑦ 近：《伤寒论》作"得"。

人①身大寒，反不欲近衣者，寒在皮肤，热在骨髓也。②

此上三证不在六经内，乃全书之补遗也，向附厥阴篇中。然其意义不专属肝病，六经之证，皆以方立名，惟此三证不以方立名，此即仲景之微意也。

---

① 病人：《伤寒论》无。
② 《伤寒论》第11条。

第二部分 《伤寒法眼》研究

《伤寒法眼》为清代医家麦乃求所著,他是岭南伤寒之辨证论治派的代表人物。本书是麦氏倾毕生精力,五易其稿而成。全书共二卷,近六万字。采用小字夹注的方式,共注释《伤寒论》原文424条(包括《辨脉法》),另有小部分出自《金匮要略》。单独列出注释按语80余条,共载方剂101首(含各方方禁)。麦氏注文,言简意赅,直中本来,现就其在伤寒学方面的成就及学术特色作一介绍。

一、继承柯氏伤寒,方证相类

麦氏书中对《伤寒论》原文的收录,采用了柯韵伯《伤寒来苏集》中《伤寒论注》的编排体例。柯氏将仲景原文依六经方证,分立篇目,重加编次而成。麦氏对此十分赞同,他认为《伤寒论》一书"按经辨证,按证立法,尽六经之变化,穷百病之源流",而柯氏的编排体例,显然是十分契合的。这种以方类证的编排思想,始于孙思邈《千金翼方》"方证同条,比类相附"。麦氏继承了柯氏的编次整理,使得《伤寒论》更凸显以六经为纲,方证对应的特点。

书中《太阳篇》的证类有十二,分别是:桂枝汤证、麻黄汤证、葛根汤证、大青龙汤证、五苓散证、十枣汤证、陷胸汤证、小陷胸证、泻心汤证、抵当汤证、火逆诸证、痉湿暑证;《阳明篇》证类有五:栀子豉汤证、瓜蒂散证、白虎汤证、茵陈汤证、承气汤证;《少阳篇》证类有四:柴胡汤证、建中汤证、黄连汤证、黄芩汤证;《太阴篇》证类有一:三白散证;《少阴篇》证类有九:麻黄附子证、附子汤证、桃花汤证、四逆汤证上、吴茱萸汤证、白通汤证、黄连阿胶汤证、猪苓汤证、猪肤汤证；《厥阴篇》证类有四：四逆汤证下、乌梅丸证、复脉汤证、白头翁汤证。此外另有热厥利证、阴阳易证、诸寒热证。

上述证类编排大体继承了柯氏，同时麦氏亦对部分进行了修订，融入新的学术观点。一者，柯氏《少阴篇》有真武汤证、四逆散证，麦氏相应篇中则无单列，而将真武汤列入附子汤证，并略去四逆散。二者，麦氏将原属柯氏《少阴篇》中的四逆汤证析分为二，大部分仍在《少阴篇》中，另一部分8个条文则列入《厥阴篇》中。三者，麦氏将原柯氏纳入《厥阴篇》中的热厥利证、阴阳易证、诸寒热证列为补遗三证，独立于六经篇之外。他认为"其意义不专属肝病，六经之证，皆以方立名，惟此三证不以方立名，此即仲景之微意也"。

同时，在六经每一篇的开篇，首列各篇脉证，次为各方证类。这就形成了由六经为纲领，统摄六篇之脉证、方证，各以类相从的严密辨证体系。仲景法度，可见一斑。

二、注释着眼独特，医理深刻

为《伤寒论》做注释，是本书的主要工作，麦氏在自序中言《伤寒论》原文"行文参差错落"，主要体现在"序断处或明或暗，呼应处或远或近，转折处不假虚字，夹缝处多藏实义。意理曲而字句简，手眼多而针线微"。因此，必须"一一伸明其筋节，挑醒其眉目"，将原文的医理大义阐释明白。麦氏注释《伤寒论》的形式和内容颇具特色，采取注释方式主要有三：随文小注发明、文后按语阐释、篇内总注归纳。

1. 随文小注发明

随文小注是全书注释的主要形式,内容约占90%以上。麦氏门人吴湛群《例言》中对小字夹注的语境总结道:"论中一字一句,必求其所以然而注明之,绝不躲闪……原文有实义隐含处,转折未玲珑处,针对未明白处,文法参差错落处,悉于小注发明,使人一目了然。"

(1)原文中"实义隐含处",主要是指疑难字词的情况,对其字词义进行直接注释,这是较为传统的方式。

如《伤寒法眼卷之二·阳明篇·阳明脉证上》:

本太阳病,初得时发其汗,汗先出不彻(彻,止也①),因转属阳明也。

此处,对"彻"字进行了注释。《左传·襄公二十三年》:"平公不彻乐。"杜预注:"彻,去也。"此字在《伤寒论》原文中,应是指汗不去、不止之意。此为字词义隐含,麦氏以注发明。

又如《伤寒法眼卷之一·太阳篇·太阳脉证》:

问曰:伤寒二三日,脉浮数而微,病人身凉和,何也?答曰:此为欲解也,解以夜半,脉浮而解,(卫气旺能胜邪),溅然,(微貌),汗出而解也……

《说文·水部》:"溅,和也。"《玉篇·水部》:"溅,汗出也。"因此,溅然当为汗出缓和之意,而麦氏注"微貌",正是其缓和的具体表象。

(2)"针对未明白处",主要是指原文中或述症状未言医

---

① 彻,止也:此为原文小注,用括号以示区别。下同。

理病机、或述病机未言症状、或述症状未言治法等情况，即麦氏言"夹缝处多藏实义"的情况，麦氏通过连缀上下文，从而达到阐明其隐含的医学内容的目的，这也是全书中注文的主要内容。

如上条所举之例，原于《伤寒论·辨脉法第一》之"脉浮而解"下，麦氏注云"卫气旺能胜邪"。此正是解释了病人伤寒解时脉浮的原因，是因人身卫气之力旺而祛邪，麦氏指出了卫气的主导因素。

又如《伤寒法眼卷之二·阳明篇·承气汤证》：

病人小便不利，（是津液在胃中），大便（应易，不知津门在胃下，胃有物阻塞，水不得到津门，则不能分出小便。水在屎上，水未濡其屎之时，则）乍难，（及水已濡其屎之时，则）乍易。（胃气不降，郁蒸于中，）时有微热，（胃气上逆于咽则）喘，（胃气上攻于头目则）冒，（胃不和则）不能卧者，（皆因）有燥屎，（塞于胃下脘也）。宜大承气汤。

本条原出自《伤寒论·辨阳明病脉证并治第八》之242条，讨论燥屎证之"大便乍难乍易"的情况，现多称"热结旁流"。麦氏注文，揭示了此症状背后的医理缘由，由于实邪聚于胃中，堵塞水液，大便时有时无。同时指出"喘冒"是由气机阻滞而上逆导致的，使得病机阐述得更明白，治法也更易理解。

（3）"转折未玲珑处"，主要是指上下文意存在转折时，未能直接体现，即麦氏所谓"转折处不假虚字"的情况，麦氏往往添加转折虚词，或其他语句，以理顺条文的医学阐释。

如《伤寒法眼卷之二·阳明篇·瓜蒂散证》：

病如桂枝证，（如其发热也而）头不痛，项不强，（邪不在身形而在胸中也)。

本条原出自《伤寒论·辨太阳病脉证并治下第七》166条之部分,论述痰实阻于胸膈的瓜蒂散证,之所以言桂枝证是因两者证候表现有相似之处,都有恶寒发热等。但区别在于是否头痛、项强,上下文意有转折,麦氏注文对其进一步解释。

(4)"文法参差错落处",主要是指原文叙述中,存在的倒装、补叙等文法,贸然读之,似有不解。麦氏就其文法特征,予以解释。

如《伤寒法眼卷之一·太阳篇·桂枝汤证上》:

伤寒,不大便六七日,(似里实而)头痛有(身)热者,(又属在表,然果在里,与承气汤则当下矣,乃)与承气汤。其大便圊者,知(其不大便非关里实,只因寒邪在上,阳气争于上,不下降故耳)。不在里仍在表,须当汗解。若头痛甚者,(是上焦阳盛,伤及血络,服发汗药),必衄(而解也)。宜桂枝汤(此句宜在须当汗解句下,乃补点文法,非衄后宜桂枝汤也)。

本条原出《伤寒论·辨太阳病脉证并治中》之56条,辨太阳阳明证治。外感病之便秘日久,头痛发热者,其表里仍需细辨。麦氏揭示了属于里证、表证的具体原因。其中"宜桂枝汤"下,指出这句是在前"须当汗解"后,表证发汗,宜用桂枝汤。这是对其进行补充的"补点文法",而不是说衄血用桂枝汤。

又如《伤寒法眼卷之一·太阳篇·麻黄汤证下》:

发汗后不可更行桂枝汤,(十字作一句读。)无汗而喘,大热者,(此症不可更行桂枝之实,倒装文法。)与麻黄杏子甘草石膏汤。(无汗而喘,是表未解,大热则不能更行桂枝汤。)

本条原出《伤寒论·辨太阳病脉证并治中第六》之63条，是讲发汗后邪热壅肺作喘的证治。"发汗后不可更行桂枝汤"应在"无汗而喘，大热者"之后，指出了句读和文法倒装的特征。

对原文采取小字夹注的形式进行注释，本是古人为经文作疏注释的常见形式。但如麦氏，通过小注，连贯上下文，贯通文句，以达到与原文融为一体者，寥寥也。既要揭示原文含义，又要顾及文法，行文的特点和层次，颇费心力。麦氏的夹注释文穿插，使原本读来晦涩的陈述式条文变成了娓娓道来的阐释，易于学者接受，且含义更加丰富，是麦注伤寒的一大特色。这不光是在所有《伤寒论》的注释中，乃至历代医学注释中都较为罕见。

2. 文后按语阐释

文后按语阐释，是对某一条文或几条条文，以按语形式的综合总结论述，往往是阐发一些作者重要的学术观点。

如《伤寒法眼卷之一·伤寒总论》：

病有发热恶寒者，发于（太）阳也；无热恶寒者，发于（少）阴也。

六气先天，止有水火，一阴一阳而已。阴阳旋转，运行而已，而其运行之间有次第，而三阴三阳分焉。三阳统领于太阳，三阴统领于少阴。《热论》曰："伤寒一日，巨阳受之。"言太阳感邪也。曰"两感于寒"者，兼言少阴感邪也。惟此两经言感病，其余四经止言传病。所以发于阳便是太阳，邪从元府入者也；发于阴便是少阴，邪从溺窍入者也。"太阳发热，少阴不发热"者。人身表里分为六部，三阳在膜外，三阴在膜内，以脉络相贯通。其充满流行于其中者，营卫二气。营行脉中，卫行脉外。邪之所在，主客交争，否隔不通。邪气为寒，正气为热。太阳在表，故身发热；少阴在里，故身不发热。有寒恶寒，表里皆同也。

本条原出《伤寒论·辨太阳病脉证并治上》之7条，此条通过列举"发热恶寒""无热恶寒"论述外感病初起辨阴阳的要点，是全书辨证的总纲。麦氏在注中阐述了太阳、少阴两经为感邪之所的观点。指出"发于阳"是太阳，有发热，邪从元府入；而"发于阴"是少阴，无发热，邪从溺窍入。

3. 篇内总注归纳

在各篇篇末都有一篇篇内总注，全书共有伤寒总论、太阳篇总注、阳明篇总注、少阳篇总注、太阴篇总注、少阴篇总注、厥阴篇总注这7篇。篇内总注旨在总结归纳本篇之辨证论治综合特点、所用方剂之病症主治，作者也往往在总注中提炼自己的主要学术思想。

如《伤寒法眼卷之一·伤寒总论·伤寒总论总注》：

按《热论》，人之伤于寒也，则为热病，无风寒之分。是伤寒之名，以伤于寒风言也。其下两段分疏，一言经尽而死，一言经尽而愈。细认其语意：死者是营气受邪，由脉内传经；愈者是卫气受邪，由脉外传经。大意以卫行脉外不连脏，营行脉中连脏，故也。仲景以有犯卫，犯营之别，而求其故。以为寒在风中，而人之营气有强弱。营气弱者，邪能入营；营气强者，邪但在卫。伤卫者，其风之力；伤营者，其寒之力。故于伤寒一语中，分出风家名目，以属卫病营不病者言之，不是谓风家非伤寒也。"十二日愈"，即《热论》"大气皆去，病日已矣"之谓。上"发于阳者六日愈，发于阴者七日愈"，即

《热论》"巨阳病衰"之谓。

《伤寒总论》篇在全书中具有提纲挈领的作用，麦氏门人吴湛群曰："《伤寒总论》人多忽略，不知总冒全书最为握要。"麦氏于此篇总注中，论述了营卫之气外感受邪，因其自身构造、机体强弱及受邪途径不同，故有犯营、犯卫之别。同时指出，伤寒之名为因风而伤，伤于风者亦属于伤寒之类，只是由于营强者风邪之力仅伤卫气，而营弱者风中寒邪之力伤营气。

又如《伤寒法眼卷之一·太阳篇·太阳篇总注》：

仲景伤寒，太阳法最多，每出《素问》外。盖《素问》所言一日之太阳，专以元府受邪言，太阳属皮毛。仲景所论屡日之太阳，兼口鼻受邪言，太阳属胸中，凡膈上之位皆然，《素问》所谓"前曰广明"之地也。其中有胃管，属阳明；有膈膜，属少阳。有心肺，有宗筋。宗筋内有心管，通小肠；有肺管，通大肠。有冲任脉，有出入心肺之血管，处处皆能受邪，仲景皆属之太阳。

如桂枝、麻黄两法，太阳一营一卫之正病也。葛根汤，则阳明矣。《少阳篇》中有柴胡桂枝干姜汤，热侵膈膜兼少阳矣。大青龙汤，热侵胃管矣。小青龙汤，寒侵心管矣。十枣汤，水蓄肺管矣。大小陷胸汤，热结肺管矣。泻心汤，寒侵肺管，热闭心管。旋覆代赭汤，寒结心管矣。大黄黄连泻心汤，心热移血海矣。抵当汤，血瘀冲任矣。麻黄连翘赤小豆汤，血蓄脉管矣。寒者，外加之客气；热者，本身营卫之气也。

麦氏指出《伤寒论》中太阳病的治法最多，他对比了《素问》《伤寒论》中的太阳所属范围，指出《伤寒论》中的范围要更广，包括了胸膈以上的各个部位，如胃管、膈膜、心肺、宗筋等，这些地方都会受邪。换句话说，太阳病的病机复杂，涉及的病位多，因此方药治法也更多。对太阳病麻黄汤、桂枝汤、葛根汤等13个方剂分别对应上述病位的病症特点进行了总结。总注提纲挈领，言简意赅，对整个太阳篇的理法方药进行了全面概括。

以上3种方式，层次分明，联系紧密，形成了完整的注释体系，更好地阐述《伤寒》大义，申明麦氏的学术思想。正如吴氏《例言》中所言："各篇分解处则千变万化，各具实义，而于篇内总注，味之却义归一贯。至总注之义，即自序中数语又可蔽之。所谓散之则弥六合，卷之则退藏于密。"

三、阐发证治异同，剖析微茫

在麦氏的注文中，特别注重内容的对比总结与归纳，或条文本身，或症状，或病机，或治法，或方剂，等等。语言精练，字字珠玑，论述颇为清晰。阐发证治异同，是麦氏注疏的一大特色。正如门人吴湛群在《例言》中指出的："《论》内方法多相类而实不同者，一经先生阐发，剖析微茫，使人确有规矩可守。"

1. 症状鉴别

如《伤寒法眼卷之二·阳明篇·栀子豉汤证》：

阳明（胃口风）病，脉浮，（风在膈上也。）而紧，（胃气与风搏也。）咽燥口苦，（胃风扇动心火也。）腹满，（胃气为风遏抑，不通也。）而喘，（胃气欲达，不得达也。）发热汗出，不恶寒反恶热，（胃热盛也。）身重。（阳明主束筋骨而利机关，胃气不行，故机关不利也。少阴亦身重，但少阴病在督脉，必腰无力，阳明病在四肢，腰有力。以此为辨。）

本条原出《伤寒论·辨阳明病脉证并治第八》之221条前半部分，描述了阳明病经腑同病的证候，因部分症状带有一定的迷惑性，后半部分讲述了误治后可能出现变证的治法。麦氏注中对症状进行了注释，强调了阳明胃腑的病机。在"身重"的这个症状下，其指出阳明病和少阴病都有身重，并对比总结了阳明病和少阴病的病机特点，从而进行鉴别诊断，要点在于腰是否有力。

2. 病机鉴别

如《伤寒法眼卷之二·阳明篇·承气汤证》：

阳明（身热汗出，不恶寒、反恶热之）病，不吐，不下，心烦者，（吐下后心烦，是心火自扰，虚。不吐不下心烦，是胃火乘心，实。）可与调胃承气汤。

本条原出《伤寒论·辨阳明病脉证并治第八》之207条，论述了阳明燥热内盛而心烦者用调胃承气汤治疗的情况。麦氏就条文中的"心烦"背后的虚实病机进行了对比总结，同样是心烦，吐下导致心火自扰形成的是虚证，无吐下情况的是阳明燥热内盛，胃火上扰神明所致的实证。

又如《伤寒法眼卷之一·太阳篇·抵当汤证》：

热入膀胱，有气血之分。从脉外入者入气分，属卫病；从脉中入者入血分，属营病。入气分者水热，膀胱水热，故小便不利，皮肤水热故身黄；入血分者血热，血结不得回心，心无依故如狂。水不热故小便自利，而无论在脉外、在脉中，皆气注下焦，故皆脉沉结，小腹硬。

此按语前所举之124、125、126条文（均原出《伤寒论·辨太阳病脉证并治中第六》），对"热入膀胱"这一具体的病机进行总结。其指出通过脉外和脉中两种不同方式，形成"热入膀胱"的两种不同的结果，即卫病和营病，现在一般称为下焦"蓄水证"与"蓄血证"。两者病位相同，病情相类，都有"脉沉结，小腹硬"，同时也存在一定差异，主要体现于小便利否，有无心下悸动等方面。

3. 不同方剂治法鉴别

如《伤寒法眼卷之一·太阳篇·大青龙汤证》：

发汗利水，太阳一表一里两大法，发汗分形层之次第，利水分三焦之浅深。故发汗有五法：麻黄发皮肤汗，乃毛孔之水气；桂枝发经络汗，乃血脉之精气；葛根发肌肉汗，乃津液之闭气；大青龙发胸中汗，乃内郁之阳气；小青龙发心下汗，乃内蓄之水气。治水有三法：干呕而咳，水在上焦膈间，小青龙散之；中满痞满，水在中焦络肺，十枣汤泻之；小便结，小腹满，水在下焦膀胱，五苓散利之。

麦氏总结了发汗和治水两大治法的具体方剂与应用。归纳了汗和水这两种病理产物所在的不同病位，以及采取相应的方剂进行治疗，论述清晰明白。此将仲景太阳篇的发汗五法、治水三法，总结到位。

4. 同一症状不同治法鉴别

如《伤寒法眼卷之二·阳明篇·栀子豉汤证》：

太阳发黄有二法：但头汗出、小便不利，为热郁元府，麻黄连翘汤汗之；小腹硬，小便自利，为瘀蓄膀胱，抵当汤下之。阳明发黄有二法：但头汗出，小便不利，腹满，为胃热移脾，茵陈大黄汤下之；身热懊憹，小便不利，为胃热移心，栀子柏皮汤清之。

麦氏将具有发黄共性疾病治法进行了归纳，根据其发病病机、病位特点的不同，总结为太阳发黄治法和阳明发黄治法两大类，其中各自又含二法。太阳发黄治法，以麻黄连翘汤的汗法和抵当汤的下法：一为"热郁元府"，发黄兼太阳表证；一为"瘀蓄膀胱"，发黄兼太阳蓄血证，热瘀互结。阳明发黄治法，以茵陈大黄汤下法和栀子柏皮汤的清法：一为"胃热移脾"，湿热蕴结于里；一为"胃热移心"，以热为主。通过对比分析，将"发黄"的不同治法阐释得清晰明了。

5. 同一治法适应证与禁忌鉴别

如《伤寒法眼卷之二·少阴篇·猪苓汤证》：

阳明病，若脉浮，发热，渴欲饮水，小便不利者，（心火不降，移热于胃也。）猪苓汤主之。

阳明病，汗多而渴者，不可与猪苓汤。以汗多胃中燥，猪苓汤复利其小便故也。（此与上皆胃阴不足，而一与猪苓汤，一禁猪苓汤，以一有汗，一无汗也。）

本条原出《伤寒论·辨阳明病脉证并治第八》之223、224条，论猪苓汤之证治和使用禁忌。猪苓汤治法特点为清热利水养阴，因此没有水热互结和水气内停，只表现为热迫津汗出的情况，就不能误用。麦氏对原条文的论述进行了进一步总结，列举异同，便于学者掌握。

6. 同一方治法的不同适应证鉴别

如《伤寒法眼卷之二·阳明篇·白虎汤证》：

伤寒脉浮，发热无汗，其（太阳）表不解者，不可与白虎汤。渴欲饮水，（热已入胃也。）无表证者，白虎加人参汤主之。

伤寒，（当汗不汗。）若吐，（津亡于上。）若下，（津亡于下。）得七八日，（无津不能作汗，表仍）不解，热结在

（胃）里，表里俱热，（虽表未解，尚）时时恶风，（而）大渴，舌上干燥而烦，欲饮水数升者，（胃热已极，）白虎加人参汤主之。（热得津而化为气，气透出表，表亦可解。）

表邪已解，乃可用白虎，是常法；表邪未解，亦可用白虎，是变法。此中圆通妙谛，在深明阴阳气液相因为用之理耳。

注上二条文原出《伤寒论·辨太阳病脉证并治下第七》之170、168条，论述白虎汤证与白虎加人参汤的证治。白虎汤辛寒清热，适应证一般以"四大"（身大热、汗大出、大烦渴、脉洪大）为典型症状，"表不解者，不可与白虎汤"，是因为伤寒表证在，治当发汗解表，若用清热重剂，则伏表邪，郁遏阳气，甚至引邪内陷。而太阳伤寒因误治后，病邪由表化热入里，热邪炽盛。若吐若下，津液俱亡，且耗气。此时原文中"不解"，麦氏认为是"无津不能作汗，表仍不解"，用白虎加人参汤。方中加人参，益气生津，以治疗热盛津气两伤，"热得津而化为气，气透出表，表亦可解"。因此，麦氏总结用白虎治法之"常法""变法"，要明了其中"阴阳气液相因为用之理"。

四、立足内经伤寒，经论参证

《黄帝内经》《伤寒论》是中医学的奠基之作，代表着中医的源头活水。麦氏研习二经典，并在书中互作发明，这在前面的几篇序言中颇有论述。《陶序》"尤沉潜于《内经》、仲景之文"，《陈序》"以《素问》《灵枢》之理，明仲景之法"，《冯序》"深得《灵》《素》之理、仲景之法"，门人吴氏《例言》"仲景之书，本发挥《素》《灵》之蕴奥。而先生注仲景，即本《素》《灵》之理以发明之。以经注经，真颠扑不破者也"。

麦氏在其《自序》中更是总结道："盖《素》《灵》为仲景之体，仲景乃《素》《灵》之用。无仲景不能用《素》《灵》，舍《素》《灵》无以通仲景。二者相资，斯为医门'正法眼藏'。"本书的命名，亦是暗含二经典体用相资之医门正法，可见他对此是十分重视的。书中，《黄帝内经》与《伤寒论》相互发明之处较为多见，贯穿始终，是本书的一大特色。

1. 引《内经》以证《伤寒》

如《伤寒法眼卷之二·厥阴篇·白头翁汤证》：

热利下重者，（《内经》曰："小肠移热于大肠为虙瘕。"小肠承胆气之热。胆旺则小肠之热有余，而移于大肠。大肠属金，其性涩；胆属木，其性达。木欲达而金涩之，金欲涩而木达之，故利而下重也。）白头翁汤主之。

此条原出《伤寒论·辨厥阴病脉证并治第十二》之371条，论述厥阴热利下重的证治。麦氏引《内经》之文以说明此大肠热直接来源于小肠，并进一步分析小肠之热来源于胆。治以白头翁汤。

又如《伤寒法眼卷之二·太阳篇·五苓散证》：

五苓散

猪苓（去皮） 白术 茯苓（各十八铢）泽泻（一两六钱）桂枝（半两）

《素问》曰："饮入于胃，精归于脾。游溢精气，上输于肺，通调水道，下输膀胱。"肺令失则水化息，脾令行则水精布。升于脾，降于肺，归于膀胱，治水之法备矣。观五苓散可得其旨。

此处引用《内经》中有关机体水饮输布的生理过程，用以帮助解释五苓散方剂的功效作用。

2. 引《伤寒》以补《内经》

如《伤寒法眼卷之二·太阴篇·太阴脉证》：

太阴（脾受寒邪）之为病，腹满，（寒伤脾阳，阳不运阴也。）而吐，食不下，（脾寒胃亦寒也。）自下利，（脾阳陷也。）益甚，时腹自痛。（寒气在中也。）若下之，必胸下，（太阴部署在膈下，广明之下名曰太阴也。）结硬。（寒极而凝也。）

此非传经之太阴，乃直中之太阴。传经之太阴，阳气结于脾部不得通，热证下法；直中之太阴，寒邪客于脾部不得散，寒证温法。仲景传经三阴，附在《阳明篇》内，盖传经由形躯入腹中、膜内即脾部，脾胃三阴之门户。脾脉布胃中而络于咽，脾病胃必病。少、厥由太阴传来，自必兼见胃病，故仲景于传经之三阴证，统附于胃实篇内。另立直中三阴法，以补《热论》之缺。所以阳明有下法，而三阴无下法也。

此段按语原出《伤寒论·辨太阴病脉证并治第十》之273条，为太阴病提纲。麦氏注中强调此为"直中太阴"之邪，并指出《伤寒论》"另立直中三阴法，以补《热论》之缺"。

3. 《内经》与《伤寒》对比论述

此类有关二经典的对比总结，多见于篇内总注，如《伤寒法眼卷之二·少阳篇·少阳篇总注》：

《热论》之少阳，专以四旁之膜言，由肉传来，横说，是全身之表里相传也。仲景之少阳兼以上下之膜言，由胸中传来，竖说，是腹中之表里相传也。《热论》"少阳必从阳明来"，由肌肉而膜也；仲景少阳亦从太阳来，由胸中而膈也。《热论》"少阳必传太阴"，盖膜内则胸中也；仲景少阳转传阳明，盖膜之质横连胃管也。然论传变则大同小异，而论治法，则少阳为相火，必主热，不外小柴胡汤。

此段对比了《内经》《伤寒论》之"少阳"生理和病理传变特点，论述十分精到。

又如《伤寒法眼卷之二·太阴篇·太阴篇总注》：

五脏，脾为太阴；五液，脂为太阴；六部，膜里为太阴；三焦，膈下为太阴。论其脏，与胃相连属；论其位，与膜相连属。邪气入之则为寒，阳气结之则为热。《热论》曰："四日太阴，太阴之脉，布胃中而络于咽。"故腹满而咽干，以热结者言之也。仲景曰："腹满而吐，食不下，自利。"以寒结者言之也。仲景三阴下法在《阳明篇》内，以传经三阴无不胃实者，胃为五脏六腑之海也。而《太阴篇》中反有汗法，曰"太阴中风，脉浮者可发汗，宜桂枝汤"是也。须知此是《素问》仲景互相发明处，不是互相矛盾处。

此段对比了《内经》《伤寒论》热结与寒结的不同症状表现及其病理特点，提出在治法上要灵活，通过对汗法、下法的不同记述，与经典参照，起到互相发明的作用。例多不备举。

五、方药阐释独到，特色鲜明

麦氏书中对《伤寒论》的经典方药的阐释非常具有特色，重视运用阴阳五行、脏腑经络理论，论述甚妙，往往发前人之未发，师古而不泥古。门人吴湛群曰："每方之义，旧解陈陈相因，义蕴久晦。一经先生注明，耳目一新，而其理则上窥河洛,旁参诸子,且于脏腑之会通无不切当,又非徒逞新奇空谈元渺者比。"

1. 对方剂之药物作用进行辨析

如《伤寒法眼卷之一·太阳篇·麻黄汤证上》：

桂枝发营中汗,麻黄发卫中汗。营气出于肝,血行急而汗出,汗从血来；卫气出于膀胱,毛孔开而汗出,汗从气来。桂枝误汗则亡阴,夺血也；麻黄误汗则亡阳,散气也。桂枝能从营中发汗,即能从卫中收汗；麻黄能从卫中发汗,不能从营中止汗也。

桂枝、麻黄是发散风寒的常用药,在《伤寒论》中被广泛运用于发汗法。麦氏论述桂枝、麻黄各自的发汗特点,分别源自营血和卫气。若误用桂枝、麻黄,就会导致相应气血耗散。同时指出,桂枝在发营中汗时可从卫中收汗,而麻黄可发卫中汗却不可止营中汗,以营在脉中而卫在脉外。因此,桂枝也起到了调和营卫的作用,而麻黄的解表之力更强。

又如《伤寒法眼卷之二·少阴篇·四逆汤证上》之"茯苓四逆汤"：

茯苓四逆汤

茯苓（四两）人参（一两）附子（一枚,去皮,生用,切八片）甘草（二两,炙）干姜（一两五钱）

茯苓感天地太和之气,不假根而生。阴亡不能遽补,无阴而回阳,阳又无所依。于无阳处救阴,无阴处收阳。唯有此法。

茯苓四逆汤在《伤寒论》中用以治疗治汗下后的阴阳两虚、烦躁等证,旨在回阳益阴。人参与四逆汤合用,于回阳中有益阴之用。关键处以茯苓为君药,麦氏指出,茯苓感天地之气不假根而生的特性，达到"无阳处救阴，无阴处收阳"的作用。

2. 对方剂之配伍原理进行分析

如《伤寒法眼卷之二·少阴篇·桃花汤证》：

桃花汤

赤石脂（一斤，半研用，半生用）干姜（一两）粳米（一升）

方以石脂为君，石脂土中之液，色赤属火，有火生土之义。一半生用，直填大肠，取以塞空，盖火遇空则进，遇实则退也。一半研用，布散中焦，以补脾虚。佐以粳米之甘，协力培土。臣以干姜，取热气居中焦，召下焦君火上升以生脾土。又味辛，能散除外加之客寒，以救受制之君火也。

桃花汤在《伤寒论》中用以治疗少阴病虚寒下利便脓血，滑脱不禁之证，旨在温阳涩肠固脱。麦氏注中，详述方剂配伍之原理，注重药物的性味、五色、形质的特点，参以五行理论，论述颇有特色。

3. 对方剂之功效特点进行阐释

如《伤寒法眼卷之二·少阴篇·黄连阿胶汤证》：

黄连阿胶汤

黄连（四两）阿胶（三两）黄芩 芍药（各二两）鸡子黄（三枚）

此方以血气之属，交合心肾，甘平之味，滋阴和阳。使水升火降，阴火归其根也。盖心肾相通，皆属少阴，乃君火出入之地。肾火上则加于心，心火降则归于肾。一升一降，往来不绝而火常存。升者不降则上越，降者不升则下脱，上越下脱，其亡一也。而其升降必赖液以行，故此方药皆滋液，意实存阳。其义至深,其理至确也。

黄连阿胶汤在《伤寒论》中用以治疗少阴病阴虚阳亢之证,旨在滋阴清热降火,交通心肾。麦氏通过详论水火升降既济之理,揭示此方心肾相交之功效。

六、旁通于儒释道,以臻至善

麦氏生平所学丰富,他博学能文,少为诸生,不应试。又曾学神仙之术,后专精于医学。好方术,喜读古书,这样的经历,使得《伤寒法眼》中常体现出儒释道三家的思想。

1. 体现佛家思想者

麦氏在《自序》中言:

盖《素》《灵》为仲景之体,仲景乃《素》《灵》之用。无仲景不能用《素》《灵》,舍《素》《灵》无以通仲景。二者相资,斯为医门"正法眼藏"。

"正法眼藏"为佛教用语。禅宗指全体佛法(正法),朗照宇宙为"眼",包含万有为"藏"。相传释迦牟尼以正法眼藏付与大弟子迦叶,留下"拈花微笑"的传说,迦叶也因此成为禅宗初祖,是佛教"以心传心"授法之始。麦氏将《黄帝内经》与《伤寒论》二者相资发明,认为是医学,并将其喻为医门之"正法眼藏",也正以此指出医学门径。

2. 体现道家思想者

如《伤寒法眼卷之一·太阳篇·泻心汤证》:

心火脏,其气下交于肾,水升火降以为常也。其升降之窍在宗筋内,包络即宗筋。《难经》称包络为"心主",以其有窍在里从心而出,代心用事也。仲景称"心下",即此地也。

中焦寒盛格拒心气，心火自闭而心热矣。

泻心汤证，仲景曰"心下痞"。"心下"字，诸书并未指出所在。窃意心下乃指包络，亦不是竟指包络。包络以全体言，心下以包络内一窍言。老子曰"常有，欲以观其窍"，包络也；"常无，欲以观其妙"，包络内一窍也，仲景所谓心下也。想见仲景下此二字，煞费苦心。惜世人以口读书，不以心读书，皆忽略其妙耳。吾读泻心汤证，而知天地之道犹橐籥乎。无底曰橐，有窍曰籥，中间一窍，无人摸着。摸着此窍，始可与言泻心汤证。

"窍"，通常为道家内丹术语，又称为"关窍"。在传统医学经脉体系中，穴位部位都有固定位置，很少称作窍。而在内丹修炼中，关窍却常指身体内一定的部位或区域，且具有以虚为用的内涵，体现了《老子》"无之以为用"的思想。窍的位置历代高道均有不同的看法，有在两肾之间"命门"者，有在"两目"者，有在"上丹田、中丹田、下丹田"者，等等。但论其作用则相对统一，那便是作为生命之根本，以交通体内阴阳水火二气。麦氏"尝学神仙术，颇有所得"（《陈序》），他无疑继承了关窍的思想。但麦氏是一名医家，他认为的关窍位置与内丹炼养家们则有所不同。麦氏认为此窍便在仲景所谓之"心下"，他进一步指出"心下"之地便是"包络"。但并非说此窍就是"包络"，而言"心下乃指包络，亦不是竟指包络"。"包络"是从"有"的角度，而"心下"是从"无"的角度，正在"包络内一窍"，具有以"无"为妙用的特点。

麦氏引用了《老子·一章》原文："故常无，欲以观其妙；常有，欲以观其徼。"其中"徼"丹家多读作"窍"，以强调有无相生,无以为用的思想。同时,又引用了《老子·五章》:"天地之间,其犹橐籥乎!虚而不屈,动而愈出。多言数穷,不如守中。""橐籥"是指"冶铸所用致风之器"(焦竑语),是中虚的。联系麦氏关窍理论,可谓"橐籥"喻"包络","中间一窍"喻包络内一窍,即"心下"也!泻心汤之作用,就是发挥"橐籥"之用,更好地发挥"心下一窍"之水火相济之妙用。麦氏此段注释,暗含道家玄机妙理,简要阐发了医学视角的"关窍"理论,这在道教医学理论发展史上,具有重要意义。

3. 体现儒家思想者

麦氏"少为诸生",习举子业,其对于儒家经典无疑是十分熟悉的。他在注文中,有引用《周易》帮助阐释医理者。《周易》是儒家"五经"之一,在儒家体系中具有重要的地位。

如《伤寒法眼卷之二·少阴篇·吴茱萸汤证》:

少阴病,手足厥冷,(寒过臂胫,是四逆。寒在指掌,是厥冷。)烦躁者,吴茱萸汤主之。(从木达火,帝出乎震也。)

《伤寒法眼卷之二·厥阴篇·四逆汤证下》:

伤寒六七日,脉微,手足厥冷,烦躁,(肾阳不得出也。)灸厥阴。(阳不得入,灸少阴。阳藏于坎也,阳不得出。灸厥阴,帝出乎震也。)

此二条分别出自《伤寒论·辨少阴病脉证并治第十一》之309条,以及《伤寒论·辨厥阴病脉证并治》之343条。两者均是危候,一为阴盛阳虚,一为阳气衰竭,阳气虚弱是共同点。一以吴茱萸汤,从肝木治;一以急灸厥阴,以复其阳。并指出"从木达火,帝出乎震也"。

"帝出乎震"出自《周易·说卦》,孔颖达《周易正义》云:"此帝为天帝也,帝若出万物则在乎震。"古今学者对于"帝"的训释也颇有见解,有作"旺气、元气""花蒂""日"及"北斗星的斗柄"等。今人黄寿祺、张善文《周易译注》云:"帝,古人心目中的大自然主宰,此处当指大自然生机的元气。"结合条文之意,麦氏引用"帝出乎震"是为从厥阴肝木救治阳虚衰而作注脚。因此,麦氏通过引用《易经》天人相应、同气相求之理,指出人身元气,生理变化主宰又赖乎阳气,而此阳气造化正出自厥阴肝木。

七、文法颇具特色,妙语连出

麦氏注文不仅仅止步于揭示医理和字词之意,遣词造句凝练,功底深厚,非虚言也,体现出了作者的良苦用心。《陈序》言其"能文",《冯序》言其"博学能文而专精于医",这跟麦氏"少为诸生"习举子业有一定的关系。观其《自序》一文,便可见一斑。另据上文所举之例,细读之下,均可品味麦注文法之妙。

1. 在条文间穿插注文,连缀原文而贯其义,独具创新,彰显深意

原文小字夹注,本是古人为经文作疏注释的常见形式,但是如麦氏,通过注文,以达到与原文融于一体者,寥寥也。且通过一二字,揭示文理,恰到好处。

如《伤寒法眼卷之一·伤寒总论》:

伤寒六七日,(身)无大热,其人烦躁者,此为阳入阴也。

麦氏于"无大热"前,加注一"身"字,将伤寒之表里内外之别揭示出来,原文阳病入阴的特点由此表现得很明白,可谓一字千金。正如其自序所言之"穿针引线"是也!

又如《伤寒法眼卷之二·阳明篇·阳明脉证上》:

太阳病,寸缓、关浮、尺弱,(脾阳虚之脉也。)其人(本)发热汗出,(汗出表解,不应恶寒。今)复恶寒,(是其恶寒不因表邪而因里虚,何以见之?)不呕,(是胃气不升。)但心下痞者,(是脾阳不运。)此医下之(致其脾胃皆虚)也。

本条原出《伤寒论·辨太阳病脉证并治中第八》244条,论太阳中风初起而误下致邪内陷入里之心下痞的变证。今连同注文读之,上下文意十分连贯。尤其麦氏注文巧用设问,一来契合全文的语言特点,二来揭示了隐含病机,极具匠心。

2. 行文注重文法,层次分明,对仗、排比、押韵等修辞随处可见

对仗者在全文较为常见,如《伤寒法眼卷之二·少阴篇·少阴脉证》:

背为阳,腹为阴。阳盛反张,阴盛蜷卧。脐气绝,手足冷;脏气绝,利不禁。伤寒以阳为主,阳回则生,阴极则死。

押韵者如《伤寒法眼卷之一·伤寒总论》:

伤寒六七日,(身)无大热,其人烦躁者,此为阳入阴也。

此条后,麦氏另按注语曰:"阳气争于表为身热,争于里为烦躁。身热减,烦躁见,阳病入阴之验。"前句对举,后句之"减""见""验"等均押韵,读来顺口。

《伤寒法眼》因传播所限,近代学人所知者少。但麦氏作为清代岭南重要的仲景理论阐述者,"殚数十年精力以成此注",其学术价值值得关注。

参考文献

[1] 麦乃求.伤寒法眼[M].广州：广东科技出版社，2009.5

[2] 钱超尘，郑丰杰.《伤寒杂病论》版本通鉴：宋本《伤寒论》[M].北京：北京科学技术出版社.2017.

[3] 钱超尘，郑丰杰.《伤寒杂病论》版本通鉴：明徐镕本《金匮要略》 明赵开美本《金匮要略方论》 日本内周本《金匮要略方论》[M].北京：北京科学技术出版社.2017.

[4] 柯琴.伤寒来苏集[M].北京：学苑出版社，2009.9

[5] 薛清录.中国中医古籍总目[M].上海：上海辞书出版社出，2007.

[6] 李鸿涛.新编中国中医古籍总目[M].北京：中医古籍出版社，2023.

[7] 程钢.难经经室古籍丛刊[M].北京：中医古籍出版社，2023.

[8] 林松涛.清代岭南医家麦乃求《伤寒法眼》学术思想研究[D].广州：广州中医药大学，2017.

[9] 丁伟康.错简派对建国前岭南伤寒学派的影响[D].广州：广州中医药大学，2016.

[10] 吴静，刘小斌.岭南医家麦乃求《伤寒法眼》学术思想探讨[J].广州中医药大学学报，2014，31（05）：837-839.

[11] 余洁英. 岭南伤寒文献收集及医家学术思想探讨（清至近代）[D]. 广州：广州中医药大学，2011.

[12] 余婷君. 读《伤寒法眼》之要[J]. 吉林中医药，2009，29（03）：268-269.